CADEIAS MUSCULARES DO TRONCO

Evolução Biomecânica
das Principais Cadeias

Janaina Cintras

Sarvier, 1ª edição, 2016

Revisão
Maria Ofélia da Costa

Projeto Gráfico/Diagramação
Triall Editorial Ltda.

Capa e retrato da autora
Beatriz Franco

Ilustrações
Priscila Castro

Impressão e Acabamento
Gráfica Santuário Aparecida
(12) 3104-2000
Direitos Reservados

Apresentação
Profa. Dra. Elisabeth Alves Ferreira

Colaboração Capítulo 19
Profa. Dra. Vanessa Romo

Colaboração Técnica e Teórica
Ariana de Mello Duo

Colaboração Revisão de Texto
Roberta Castro

Nenhuma parte pode ser duplicada ou reproduzida sem expressa autorização do Editor.

sarvier

Sarvier Editora de Livros Médicos
Rua dos Chanés 320 – Indianópolis
04087-031 – São Paulo – Brasil
Telefax (11) 5093-6966
sarvier@sarvier.com.br
www.sarvier.com.br

Dados Internacionais de Catalogação na Publicação (CIP)
(Câmara Brasileira do Livro, SP, Brasil)

Cintas, Janaina
    Cadeias musculares do tronco : a evolução biomecânica das principais cadeias / Janaina Cintas. -- São Paulo : SARVIER, 2016.

Vários colaboradores.
Bibliografia.
ISBN 978-85-7378-251-6

    1. Articulações - Fisiologia 2. Biomecânica 3. Fáscias (Anatomia) - Fisiologia 4. G.D.S. (Técnica terapêutica) 5. Sistema musculoesquelético - Fisiologia I. Título.

15-09856   CDD-612.7

Índices para catálogo sistemático:

1. Cadeias musculares e articulares : Evolução biomecânica : Fisiologia neuromuscular   612.7

CADEIAS MUSCULARES DO TRONCO
Evolução Biomecânica das Principais Cadeias

---- Janaína Cintas ----

Escritora e Fisioterapeuta Graduada pela Universidade da Cidade de São Paulo. Ex-monitora no terceiro e quarto ano da Professora e Doutora da Universidade de São Paulo, Elisabete Alves Gonçalves Ferreira. Posteriormente se aperfeiçoou em Geriatria na Pós-graduação da Universidade Federal do Estado de São Paulo. Subsequentemente se especializou em Cadeias Fisiológicas do Método Busquet, Reeducação Postural Global (RPG) de Philippe Souchard e Pilates, pela Instituição Metacorpus. Trabalhou como Fisioterapeuta Responsável no Hospital Albert Einstein e na Clínica de Reabilitação do Aparelho Locomotor do Dr. João Luiz Nobrega (Reumatologista).

sarvier

Colaboradores

Ariana de Mello Duo

Bacharel em Fisioterapia pelo Centro Universitário São Camilo. Experiência há seis anos em atendimento com Pilates em grupo e individual nas diversas idades e patologias. Experiência há dois anos em RPG com atendimento domiciliar. Noções Básicas de Treinamento Funcional. Graduação Fisioterapia – Centro Universitário São Camilo. Formação em Fisioterapia pela Universidade São Camilo. Formação em ISO-*Strechting* pela Universidade São Camilo. Formação em Pilates: Uma visão atual na Área da Saúde pela Metacorpus. Pilates Clínico Internacional – Valéria Figueiredo. Formação em Reeducação Postural Global pela CBF. Pós-Graduação em Treinamento Funcional pela Faculdade Gama Filho.

Vanessa Romo

Formación Instituto Cervantes. Madrid, ES. Clásico Español y Flamenco. Escuela superior de Danza Rafael de Códoba. Madrid, ES. Certificado internacional "Power Pilates" en la Escuela Pilates Wellness and Energy perteneciente a la PMA con Javier Bseiso (actual creador de Universal Pilates). Madrid, ES. Workshop Internacional de pequeños aparatos. Madrid, ES. Workshop internacional de Pilates aplicado al embarazo con Luisa Core Theacher Trainer de PW&E. Madrid, ES. Workshop internacional de Pilates aplicado a la enseñanza infantil con Mabel Cabrera Theacher Trainer de la escuela PW&E. Madrid, ES. Workshop internacional aplicado a las diferentes patologías con Ana González Castro creadora de la escuela Kotinos. Madrid, ES. Certificado de análisis y corrección postural de Sttot Pilates. Quiromasajista diplomada por la escuela Holograma. Madrid, ES. Formación en la variedad de Yamuna Body Rolling. Madrid, ES. Certificación Aeroyoga y Aeropilates con Rafa Martínez. Madrid, ES. Segunda certificación en la Escuela Pilates Wellness and Energy. Madrid, ES. Formación Aerial Yoga con la Australiana Karen Fuller. Madrid, ES. Certificación en Pink Ribbon Program avalado por Gepac. Especialista en rehabilitación de Cáncer de mama. Formación Sttot Pilates Reformer avanzado, Madrid, ES. Formación en Bioneuroemoción con Enric Corbera. San Cugat, Barcelona, ES. Cursando Biografía humana con la Argentina Laura Gutman, Argentina/España. En la actualidad combino mi trabajo como formadora de Pilates con el área emocional como terapeuta. Directora de la primera escuela de formación de profesionales de Pilates Aéreo en Brasil. Colaboradora en diferentes instituciones de Pilates. Instructora de Pilates máquinas en la escuela Pilates Wellness and Energy. Madrid, ES. Instructora de Pilates Mat en mi propio estudio de Pilates. Madrid, ES. Personal trainer en diversos domicilios particulares. Madrid, ES. Instructora de Pilates Mat en gimnasio Gaztambide. Madrid, ES. Bailarina profesional de Clásico Español y Flamenco en compañía de danza Española. Oslo, Noruega. Bailarina profesional de Clásico Español y Flamenco en compañía de danza Española. Nápoles, Itália. Bailarina profesional de Clásico Español y Flamenco en compañía de danza Española. Copenhague, Dinamarca. Bailarina profesional de Clásico Español y Flamenco en compañía de danza Española. Amsterdam, Holanda.

Agradecimentos

A Deus, por todas as oportunidades que me tem concedido, a Alexandre Meirelles, Agostinho Meirelles, Luciana Rosa, Beth Nsdsil, Richardson Guerreiro, meus queridos Johnny Altstadt e Ju Altstadt, meu muito obrigada por todo acolhimento e amor.

Não temos controle sobre alguns fatos, mas temos dos nossos sonhos e, nesse momento, gostaria que estivesse aqui meu pai que junto a minha mãe e meu irmão transmitiram todas as questões éticas e morais que me conduzem até hoje.

À família Cunha Castro, por todo carinho e respeito transmitidos.

E em especial ao meu amor, companheirismo e fidelidade eternos, obrigada pelo encorajamento, sem você não seria possível.

Aos meus pacientes, que tanto me ensinaram através de seus corpos e palavras acolhedoras de gratidão.

Ao Tarcísio, por incentivar meus primeiros passos.

À Ariana, por toda ajuda e confiança como minha fiel escudeira.

A Larissa, Marjorie, Otto e Melissa, razões maiores da minha existência.

E à Prof. Dra. Vanessa Romo, costumo dizer que só divido um paciente com quem confio muito, então para entregar o capítulo de um livro além da confiança são necessários muito carinho e respeito.

Prefácio

Dizem que para seguir em frente é essencial ser grato e fiel ao passado. A ordem dos fatos e seu contexto são essenciais para a compreensão de qualquer tema ou situação. Assim, devo contar que conheço a Janaína desde sua graduação em fisioterapia, quando foi minha aluna. Agitada, inquieta e muito inteligente fazia jus ao provérbio popular que "a curiosidade é a mãe da sabedoria". Depois de muitos anos, 20 para ser mais exata, fui surpreendida com seu convite para escrever o prefácio deste livro. Talvez seja desnecessário descrever como fiquei feliz com o convite. Obrigada, Janaína!

O conceito de cadeias musculares faz parte da história da fisioterapia há muito tempo, mas data de uma época em que a pesquisa científica e o registro escrito eram mais restritos. Cada método tem suas características, mas é difícil contextualizar todos. Neste livro, a autora Janaína traça um percurso interessante porque inicialmente propõe ao leitor uma revisão de conceitos básicos de anatomia e biomecânica e depois apresenta em ordem cronológica diferentes autores que se dedicaram ao tema de cadeias musculares, cada um com seu enfoque. É possível visualizar a evolução dos conceitos.

Estabelecer a ponte entre a prática clínica e a pesquisa científica é essencial para o progresso da fisioterapia. Em relação às técnicas que já existem e se mantêm no mercado como condutas eficientes há muitos anos, é necessário se aproximar, ler, ouvir, conhecer essas técnicas utilizadas na clínica. Não é comum encontrar no mesmo livro um pouco do conhecimento deixado por Andrew Still, Françoise Mézières, Thérèse Bertherat, Godelieve Denys-Struyf, Marie Madeleine Bézièrs, Léopold Busquet, Marcel Bienfait, Philippe Souchard e Joseph Pilates, autores que de maneira empírica desbravaram caminhos para a interpretação e compreensão da biomecânica humana e do tratamento das disfunções musculoesqueléticas. Tive o prazer de conviver um pouco com a Madame Godelieve e me encantar com os efeitos de sua abordagem!

O objetivo do livro não é mergulhar profundamente nos métodos ou no conceito de cadeias musculares e sim propor um passeio de trem, com janelas abertas, pelos trilhos da fisioterapia. O trajeto é florido e cheio de árvores...

Boa Leitura ou, talvez, Boa Viagem!
Profa. Dra. Elizabeth Alves Ferreira

Sumário

Capítulo 1
Introdução 1

Capítulo 2
Anatomia e Biomecânica 3

Capítulo 3
Coluna Vertebral 7

Capítulo 4
Sinergia Abdominopélvica 29

Capítulo 5
Princípio de Pascal ou Lei de Pascal 43

Capítulo 6
Diafragma 47

Capítulo 7
Realidade Brasileira Perante a Fisioterapia 65

Capítulo 8
Fáscias Musculares 71

Capítulo 9
Cadeias 75

Capítulo 10
Osteopatia 77

Capítulo 11
Madame Françoise Mézières (1947-1991) 81

Capítulo 12
Marcel Bienfait 87

Capítulo 13
Madame Thérèse Bertherat 93

Capítulo 14
Madame Godelieve Denys-Struyf GDS (1960-1970) 97

Capítulo 15
Suzanne Piret e Marie-Madeleine Bézièrs 109

Capítulo 16
Philippe Souchard 117

Capítulo 17
Léopold Busquet 127

Capítulo 18
O Futuro das Cadeias Musculares 141

Capítulo 19
Joseph Pilates 143
Vanessa Romo

Conclusão 207
Referências 209
Referência das Figuras 213

capítulo 1

Introdução

CAPÍTULO I

O intuito deste livro é abordar o corpo como um todo. Muito se fala em totalidade, porém para alcançá-la, inevitavelmente, temos que transitar primeiro por alguns conceitos físicos, biomecânicos, anatômicos e fisiológicos para que o objetivo final seja compreender muito claramente como manter e/ou devolver a funcionalidade do movimento.

Como podemos reabilitar um corpo doente se não sabemos o funcionamento desse corpo são? Esse funcionamento para os fisioterapeutas se traduz em uma única palavra, biomecânica. Ela orientará e dará condições de fecharmos um diagnóstico fisioterápico, o qual até hoje o fisioterapeuta não faz.

Neste livro fazemos uma viagem histórica sobre os principais autores e métodos, tentando eleger qual foi o caminho percorrido por esses autores e suas contribuições para as cadeias musculares existentes hoje em dia, além de seus prós e contras. Buscando resgatar a fisioterapia para colocá-la em um patamar de respeito maior, a busca pelo conhecimento é sempre a chave para o sucesso de nossa profissão.

Abordamos ainda a polêmica questão que a popularização do Pilates e da RPG, suas distorções, por consequência da miscelânea que existe hoje no Brasil, e o quanto de maléficos podem ser ocasionados pelo mau Pilates e pelo mau RPG, pela má aplicação de qualquer que seja a técnica elegida para nossos pacientes.

capítulo 2

Anatomia e Biomecânica

CAPÍTULO 2

O primeiro passo a ser dado pelo fisioterapeuta é compreender e dominar plenamente as disciplinas de Anatomia e Biomecânica.

O estudo dos dados anatômicos e o dos biomecânicos são essenciais para que os profissionais possam traçar suas condutas de atendimento com o objetivo de evoluir o quadro de seu paciente e contribuir de forma significativa e qualitativa para a melhor compreensão das sequências motoras envolvidas.

Necessitamos ver o paciente através de seu corpo fisiológico ou adoecido, descobrindo o que ele acoberta e quais compensações esconde, e isso só será possível por meio de muita dedicação e estudos.

A anatomia humana é a parte da biologia voltada para o estudo da forma e estrutura do organismo humano, tornando-se a disciplina base para os cursos da área da saúde, contendo muitas vezes sua história confundida com o próprio surgimento da medicina.

A Biomecânica é um estudo de forças que atuam pelo corpo humano, e ela pode ser considerada uma parte inerente à fisioterapia, pois todo movimento é um efeito mecânico (físico) e, sempre que uma força direta ou indiretamente atua sobre o corpo humano, esses princípios físicos estarão envolvidos. Logo, este estudo é fundamental para a compreensão de situações estáticas e dinâmicas do movimento corporal, seja ele patológico ou são.

Por razões didáticas, primeiro discutiremos a anatomia e biomecânica do tronco, visto que muitos profissionais preferem estudar protocolos de atendimentos prontos, e aqui quero convencê-los a serem críticos, a terem boas bases de discussão e análise diante de um caso. Para tanto não é possível negligenciarmos a anatomia e a biomecânica. Costumo dizer que a fisioterapia é feita de detalhes, e a resposta para o caso do seu paciente com certeza estará no anatômico e/ou biomecânico.

É necessário que se compreendam todas as soluções engenhosas adotadas pela biomecânica para que o corpo obedeça a três leis responsáveis pelos esquemas de comprometimentos funcionais de um organismo:

Lei do equilíbrio – em nossa fisiologia, o equilíbrio corporal, em toda sua dimensão corporal (parietal, visceral, hemodinâmica e neurológica), é sempre prioridade e as soluções encontradas são sempre econômicas.

Lei do conforto – o funcionamento de um corpo são, fisiológico, é sempre confortável, já o comportamento de um corpo não fisiológico estará sempre em busca da conservação do equilíbrio, tendo como prioridade a ausência de dor.

Lei da economia – esse corpo fará tudo para não sofrer, mesmo que esse esquema adaptativo comprometa a mobilidade, levando a desgaste excessivo de energia e a deformações corporais posteriormente.

Entendendo essas três leis, ficam explícitos os esquemas de comprometimentos funcionais de um organismo, e principalmente se atentarmos para a retroalimentação dessas três leis.

capítulo 3

Coluna Vertebral

A coluna vertebral é formada por trinta e três vértebras que se articulam entre si, sendo sete cervicais, doze torácicas, cinco lombares, cinco sacrais fundidas e três a quatro coccígeas. A coluna vertebral também se articula com a base do crânio, das costelas e dos ilíacos. As costelas, por sua vez, articulam-se com a escápula posteriormente e com o esterno/clavícula anteriormente. Já a coluna lombar se articula com a pelve inferiormente.

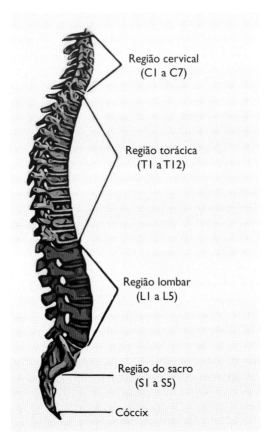

Figura 3.1 Coluna vertebral.

A estabilidade das vértebras é dada pelos músculos, ao contrário do que pensávamos, que eram os ligamentos responsáveis pelas estabilidades das vértebras, eles somente direcionam os movimentos produzidos e protegem as vértebras de movimentos bruscos ou de forças excessivas aplicadas à coluna. Os músculos, sobretudo com suas fáscias, extremamente potentes, são os grandes responsáveis pela proteção do eixo raquidiano. As vértebras, estruturas fixas, são justapostas e suas ligações se dão pelas articulações interapofisárias, que servem como guias para os movimentos, e entre as vértebras existe o disco intervertebral e juntos (articulações e discos) são as estruturas responsáveis pela mobilidade da coluna. São eles, em conjunto, os grandes responsáveis pela mobilidade articular e, principalmente, pelas distribuições de forças realizadas na coluna vertebral durante os movimentos, logo entendemos o porquê essas estruturas são tão agredidas em nossas colunas. Mais adiante detalharemos melhor o disco intervertebral.

Existe uma vértebra padrão, mas ela sofre pequenas modificações de acordo com o nível da coluna em que se encontra e as especificidades de todos os segmentos da coluna vertebral, que são diferentes.

A coluna é o eixo corporal e constitui um complexo importante de ligação entre as duas cinturas: a escapular e a pélvica, durante sua função estática a coluna é simétrica e perpendicular às duas cinturas.

Enquanto na estática, na qual se têm forças sem movimento, uma coluna saudável terá seus ligamentos e tensores musculares equilibrados, relaxados, só funcionando para manter o equilíbrio estático, diante do movimento oscilatório do tronco quando estamos em pé. Como exemplo, contraindo-se, e logo em seguida relaxando, imediatamente o equilíbrio será restabelecido. Se os músculos não puderem relaxar após a contração exercida para o reequilíbrio, eles adoecerão.

Já exercendo sua função cinética, qualquer movimento ocorrido entre as duas cinturas gerará uma regulação automática de tônus dos músculos estabilizadores do tronco e um complexo sistema de compensação postural, gerando deslocamentos gravitacionais importantes, surgindo assim qualquer encurtamento, fraqueza muscular ou alterações posturais significativas.

A coluna vertebral sofre constantemente um dilema contraditório, que é o de ser rígida o suficiente para ter suporte eficiente da compressão axial (exercida pela força gravitacional), sem perder a mobilidade para que os movimentos sejam produzidos de forma organizada. Para que isso ocorra, a coluna tem que manter equilibrada suas três funções: a estática (exercida pelos corpos e discos vertebrais, principalmente pelas fáscias) muscular, a cinética (feita pelos músculos) e a de proteção (efetuada pelo canal vertebral).

A manutenção equilibrada da postura estática e um controle dinâmico adequado são condições fundamentais para o corpo responder de maneira eficiente às demandas impostas. Conceitualmente, estabilidade pode ser definida como a habilidade de a articulação retornar ao seu estado original, após sofrer perturbação.

Vindo de encontro com as ideias abordadas neste livro, estudo a respeito da estabilidade articular da coluna vertebral mostra que o sistema de estabilização da coluna incorpora três subsistemas: passivo, ativo e neural. O subsistema passivo, composto pelas estruturas ósseas, articulares e ligamentares, contribui para o controle próximo ao final da amplitude articular, onde desenvolve forças reativas que resistem ao movimento. Entretanto, em torno da posição neutra da articulação, ele não oferece nenhum suporte estabilizador significativo. O subsistema ativo contempla as estruturas musculares quando desempenhando suas funções contráteis. Este, diferentemente do primeiro, atua na obtenção mecânica da estabilidade mesmo a partir da posição neutra, pois é capaz de modular sua resistência ao longo de toda amplitude de movimento. O terceiro subsistema, o neural, é aquele que monitora e regula de forma contínua as forças ao redor da articulação.

Devido ao comportamento não linear das estruturas ligamentares, em torno da posição articular neutra, encontra-se uma região de elevada frouxidão, ou baixa rigidez. Essa região, a zona neutra, permite que os deslocamentos ocorram com o mínimo de resistência interna das estruturas passivas. Lesões nos subsistemas passivo e/ou ativo levam a aumentos não fisiológicos na amplitude da zona neutra. Por outro lado, a atividade muscular é capaz de minimizá-las e mesmo restaurar os limites fisiológicos após lesão ou degeneração das estruturas passivas, o que representa papel fundamental na busca da estabilidade. A compreensão dos mecanismos cinesiopatológicos, que envolvem o desenvolvimento das disfunções musculoesqueléticas, é fundamental para a definição de estratégias para sua prevenção e tratamento.

Por esse motivo, busca-se o entendimento das instabilidades articulares apontadas como risco para potenciais lesões teciduais e componente básico de inúmeros processos degenerativos e álgicos.

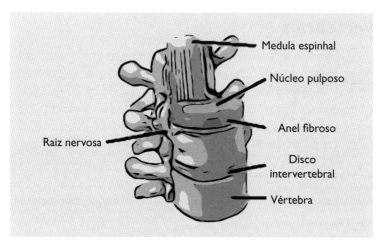

Figura 3.2 Núcleo pulposo.

Na coluna vertebral existe uma alternância entre cifoses (ligadas à proteção) e lordoses (ligadas à mobilidade). Por esse motivo entendemos o porquê de as frentes das lordoses sempre possuírem músculos longos e potentes, como é o caso dos flexores do pescoço e do reto abdominal. Já a frente das cifoses possui músculos chatos e profundos, como exemplo o serrátil anterior, que é ligado à função de manutenção postural. Logo as cifoses com sua pouca mobilidade se tornam pontos fixos para os movimentos realizados pelas cadeias musculares lordóticas.

Em plano sagital, observamos a lordose cervical (protegendo o cérebro), a cifose torácica (protegendo os pulmões e coração), a lordose lombar e uma curvatura sacral côncava (protegendo os órgãos da pelve menor). A presença dessas curvaturas aumenta de forma considerável a capacidade de resistência às pressões axiais sofridas pelo eixo raquidiano a partir do momento que estamos expostos à força gravitacional (descendente) e à força solo (ascendente). Quanto mais retificada uma coluna, mais precário será o equilíbrio desse indivíduo.

Classifica-se quanto às curvaturas vertebrais

Quanto mais retificadas (retilínea) forem as curvaturas, define-se como uma coluna do tipo funcional estática, ao contrário do que quanto maior forem as curvaturas vertebrais, que indica coluna do tipo funcional dinâmica. Além disso, quanto mais acentuadas forem as curvaturas, mais mobilidade, e quanto menos acentuadas, maior rigidez.

O recém-nascido apresenta somente uma curvatura corporal, que é realizada por um padrão de flexão global (adequação ao útero materno) logo após o nascimento. A força gravitacional, sempre contínua, obriga o recém-nascido a realizar uma inversão de algumas dessas curvaturas para se movimentar, e à medida que seus reflexos inatos vão sendo sobrepostos pelo controle de movimento essas curvaturas começam a se formar.

A primeira delas é a lordose cervical, já que o desenvolvimento neuropsicomotor é cefalocaudal e proximodistal, nada mais lógico que o primeiro segmento corporal que o recém-nascido consiga controlar é o segmento cervical, suportando e regulando os movimentos da cabeça, invertendo assim a curvatura cervical para uma lordose chamada de primeira curva secundária. A segunda curva secundária é formada quando a criança passa da posição de quadrúpede para bípede e é chamada de lordose lombar. As curvaturas secundárias são mais flexíveis, em contrapartida mais frágeis.

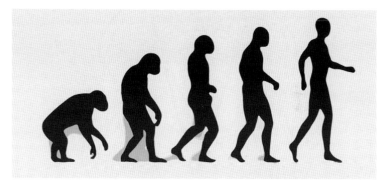

Figura 3.3 Evolução.

O mesmo mecanismo de inversão das curvaturas vertebrais ocorreu durante a filogênese, quando assumimos a postura bípede. Quando o ser humano assumiu a bipedestação, houve retificação da coluna lombar seguida de inversão da curvatura (lordose lombar). Isso ocorreu para que houvesse extensão do tronco, gerando a manutenção da horizontalidade do olhar e das orelhas internas (para que o labirinto ligado à orientação espacial realizasse seu importante papel junto ao equilíbrio).

Essa mudança na curvatura lombar provocou toda uma nova distribuição da força gravitacional. Esse papel foi assumido pela pelve, que, de acordo com sua retroversão ou anteversão, anterioriza ou posterioriza o centro gravitacional do ser humano, permitindo assim a eretabilidade.

Por consequência, a pelve foi submetida a adaptações ao estresse promovido pelo aumento da pressão intra-abdominal e pela força da gravidade que passaram a incidir sobre seu eixo vertical. Isso resultou em mudança significativa do arco pélvico ósseo, com aumento da resistência dos ossos ilíacos e púbico, acorrendo, concomitantemente, o espessamento dos ligamentos que servem de suporte à inserção dos músculos mais desenvolvidos.

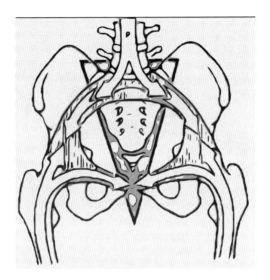

Figura 3.4 Distribuição de forças na pelve.

Na parte inferior da coluna se situa a pelve, formada pelo sacro e ilíacos, o que é comumente chamado de cíngulo inferior, pois é o elo dos membros inferiores com o tronco. A característica desse conjunto de articulações é a de possuir muita estabilidade e um sistema de autobloqueio, extremamente importante. A pelve é capaz de realizar micromovimentos, porém jamais pode perder sua continuidade abaulada. Esse cíngulo se une ao tronco através da articulação lombossacral.

É na pelve também que duas forças contrárias de grande importância se anulam: a força gravitacional e a força solo. Sempre que observar alguma doença musculoesquelética na coluna vertebral, seja ela qual for, deve-se antes pesquisar se há bom posicionamento da pelve, por ser ela a grande distribuidora dessas forças.

Na articulação lombossacral, o corpo e o disco de L5 são mais altos na região anterior. A base do sacro possui discreta inclinação anterior e, quando na sua posição estática, a força gravitacional se divide em duas na quinta vértebra lombar. Uma descendente pelo corpo vertebral em direção ao solo e a outra se aplica anteriormente sobre a base do sacro, então quanto mais horizontalizado se encontrar o sacro mais essa força pode estar aumentada, tracionando a lombar anteriormente.

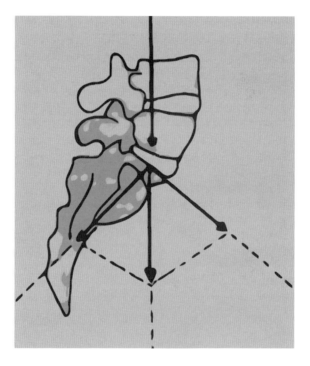

Figura 3.5 Distribuição de forças no sacro.

Diferenças entre os segmentos vertebrais

Com exceção do atlas e áxis (não palpáveis), as duas primeiras vértebras cervicais, todas as vértebras da coluna possuem basicamente a mesma constituição e se dividem em duas partes principais:

- Parte anterior, onde se encontra localizado o corpo vertebral que tem a função de sustentação.
- Parte posterior, onde se encontra o arco vertebral que é formado por dois pedículos, duas lâminas, quatro processos articulares (dois superiores e dois inferiores), os quais são responsáveis pelo contato articular, o processo espinhoso (responsável pelo controle da mobilidade local), dois processos transversos, o canal vertebral e o forame intervertebral. Esses dois últimos estão ligados à função de proteção de estruturas nobres.

Basicamente podemos dizer que a parte anterior da vértebra está associada à função estática da coluna e a parte posterior ligada à sua função cinética.

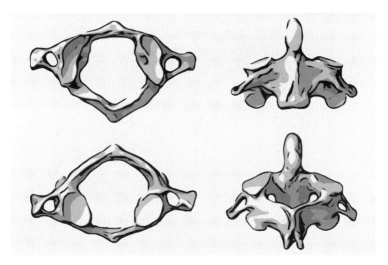

Figura 3.6 Atlas e áxis.

As colunas cervical e lombar são as de maior mobilidade. As vértebras, conforme dito anteriormente, possuem basicamente uma mesma conformação, com algumas modificações específicas para algumas funções. O corpo vertebral normalmente possui uma forma cilíndrica; a região cervical, uma forma retangular com as extremidades laterais se prolongando para cima em forma de unco; e as formas inferiores incisadas para perfeito ajuste articular. Isso possibilita grande estabilidade para essa região, que tem como característica ser bastante móvel e seus processos espinhosos são maiores nas porções inferiores da coluna cervical, o que imitam consideravelmente os movimentos de extensão do pescoço. Atinge seu ápice de proteção em C7, que possui o maior processo espinhoso da coluna cervical.

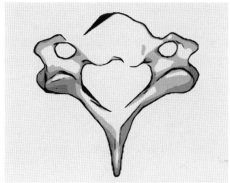

Figura 3.7 Vértebra cervical.

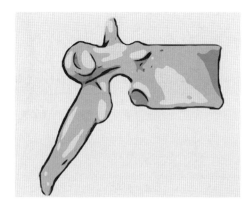

Figura 3.8 Processo espinhoso de C7.

Coluna Vertebral

O atlas e o áxis são vértebras atípicas responsáveis somente pela mobilidade da coluna cervical, já que não possuem disco intervertebral e produzem os movimentos de rotação, flexoextensão e lateralização. Um dado comprobatório disso é a possibilidade de flexionar a cabeça em 35° sem a participação do pescoço, e isso explica o fato de nas cirurgias cervicais serem retirados os discos ou estabilizadas as vértebras com hastes. A amplitude de movimento total fica comprometida, porém é possível fazê-la. Nos discos entre C2 e C7 são realizados os movimentos de flexoextensão e lateralização combinados com ligeira rotação.

Já na coluna torácica é possível a realização de todos os movimentos, porém em menor amplitude de movimento, e a limitação é dada pela caixa torácica, a qual é diminuída entre T1 e T7, onde estão fixadas as escápulas e costelas, formando um arco costal junto ao esterno anteriormente. Entre T11 e T12 não existe ligação com o esterno, pois nessa região a mobilidade é significativa.

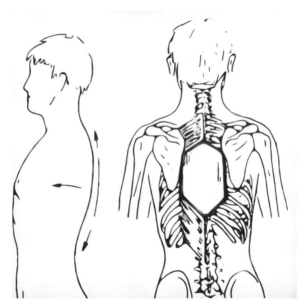

Figura 3.9 Coluna torácica entre T11 e T12.

Os corpos vertebrais são maiores nas vértebras lombares, pois suportam o maior índice de carga axial de toda a coluna. Possuem alguns movimentos como a de flexoextensão, inclinação e mobilidade de diminuta para a rotação. Como a transição entre T12 e L1 também possui essa rotação, devemos ser cautelosos com esses movimentos de rotação nessas regiões, caso as cadeias musculares não estejam completamente livres.

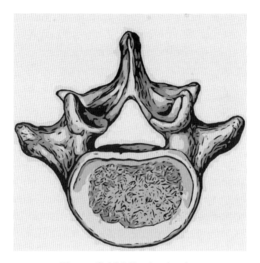

Figura 3.10 Vértebra lombar.

Como exemplificado anteriormente, existem dois tipos funcionais de coluna, o estático e o cinético, sobre os quais devemos ter uma compreensão íntegra, visto que em um indivíduo portador de coluna predominantemente estática (retificada) sua mobilidade estará diminuída e, portanto, sua compressão axial é maior. Esse indivíduo estará mais suscetível à dor lombar proveniente de lombociatalgia, já que seus músculos estarão mais retesados e, portanto, o nervo ciático estará sofrendo maior compressão. No tipo funcional cinético, a lombalgia provavelmente estará relacionada ao seu aumento de mobilidade, hiperlordose lombar, horizontalização do sacro e força de tração anterior aumentada, logo o tratamento para lombalgia é diferenciado para os diferentes tipos de coluna, já que os mecanismos fisiopatológicos são distintos.

O disco intervertebral é o grande contribuinte para uma coluna saudável, no qual sua estrutura se divide em duas partes: o núcleo pulposo e o anel fibroso.

O núcleo pulposo é a parte central formada de 88% de água e com capacidade hidrófila muito grande, o qual fica protegido por potente sistema de contenção conhecido como anel fibroso, formando assim um componente hermeticamente fechado, pois tem a função de suportar as fortes pressões axiais sofridas pela coluna constantemente, enquanto em bipedestação.

Uma boa noite de sono contribui muito com a saúde da coluna vertebral, pois é durante a noite que a ação da gravidade cessa sobre a coluna vertebral, permitindo assim que a água do núcleo pulposo retorne ao seu centro (capacidade de hidrofilia). Durante o dia, o núcleo vai perdendo a água para reequilibrar as forças sofridas pelos movimentos e a ação gravitacional, além do estado de atonia proporcionado pela fase REM do sono, fundamental aos músculos, oferecendo um estado de não contratilidade para o descanso necessário.

Devemos lembrar que os movimentos articulares em cada segmento vertebral são muito limitados, mas o somatório da pequena mobilidade de cada segmento pode dar à coluna sua ampla mobilidade.

Na flexão, a vértebra subjacente se inclina anteriormente, diminuindo assim o espaço articular na parte anterior do espaço articular, tendendo a pinçar o anel fibroso e empurrando o núcleo pulposo posteriormente. Os processos articulares e espinhosos se afastam e todo sistema ligamentar posterior se encontra tenso, sendo que durante a extensão a mecânica ocorrida é exatamente oposta.

Nas inclinações laterais, a vértebra superior bascula lateralmente sobre a vértebra inferior, e com isso há diminuição do espaço do lado côncavo e o núcleo pulposo se desloca para o lado convexo, onde há também aumento dos espaços articulares e tensionamento dos ligamentos.

As rotações geram torção sobre o disco que produzem tensão (força de cisalhamento) das fibras com a diminuição de todo o espaço articular e tensão no sistema ligamentar, por esse fato as rotações são mais suscetíveis a lesões caso o movimento não esteja em boa organização.

É importante ressaltar que, segundo Léopold Busquet (2010), apenas 5% das hérnias são verdadeiras, e essas são cirúrgicas. Considerando a segunda lei de Pascal, que diz que uma força empregada em um sistema hermeticamente fechado, no caso dado pelo anel fibroso, gerará uma força e pressão distribuída de forma coesa, logo o núcleo pulposo é deslocado para determinado lado, dependendo do movimento, porém aquela visão antiga que tínhamos de que a pressão também estará aumentada daquele lado é errônea.

Toda essa mecânica estrutural só terá eficácia se a musculatura, seja ela estabilizadora ou produtora, funcionar de forma coesa, funcional e estruturada. Caso contrário, o organismo é inteligente o suficiente para gerar mecanismos compensatórios importantes que a princípio só funcionarão para a produção do movimento, mesmo que ele produza carga excessiva sobre determinada estrutura, ou algum enfraquecimento ou encurtamento de músculos.

Ao longo prazo esse mecanismo, aparentemente efetivo, gerará as mais diversificadas lesões. Algumas pesquisas afirmam que aos 30 anos de idade grande parte da população apresenta zonas de hiperpressão óssea nas radiografias, ou seja, estruturas que começam a ter os primeiros sinais de desgaste mecânico. Caso o ajuste mecânico não seja realizado, serão estruturas que em médio prazo já apresentarão algum nível de desgaste articular.

Já pela respiração responsável pela oferta de oxigênio necessário, para que o músculo exerça seu trabalho, não podemos deixar de citar o importante papel exercido pela respiração correta na manutenção da postura. O músculo diafragma é responsável pelo aumento e diminuição da pressão intratorácica durante o processo respiratório, isso nada teria a ver com a coluna senão pelo fato de o diafragma cortar o tronco, logo abaixo das costelas, e ter seus pilares inseridos nas vértebras lombares. Pode-se afirmar então que na respiração limitada, onde o diafragma não consiga imprimir todo seu curso de contração, teremos, por conseguinte, o encurtamento dos pilares inseridos na coluna lombar e como efeito uma tração anterior das vértebras lombares. Isso favorecendo o aumento da lordose lombar, além de provocar aumento de tônus e da tensão de todos os músculos inspiratórios acessórios como: escalenos, esternocleidomastóideo, levantador da escápula e trapézio superior. Por exemplo, aumentando a propensão já existente no ser humano, que é o da elevação dos ombros, não teremos também uma diferença de pressão para a entrada e saída do ar eficaz para o bom funcionamento do estômago, intestinos, entre outros órgãos, pois perdemos a eficácia da massagem efetuada sobre esses órgãos. Pelo diafragma, logo o que solicitamos então durante o tratamento, e em todo trabalho muscular, é a ênfase na expiração durante a fase mais difícil do exercício, sem colocar o reto abdominal e demais músculos superficiais do abdômen em contração excessiva para que não haja retificação da pelve. Ou seja, devemos tentar ao máximo manter o quadril em posição neutra, sem retificação da pelve, mas também sem permitir que a lombar trabalhe em relaxamento, favorecendo a hiperlordose. Solicitando a contração do serrátil, a todo momento, essa respiração deve se dar na forma de sucção, trazendo a parede abdominal em direção à lombar, mas também em direção cefálica (respiração aspirativa), seja a respiração feita predominantemente pelo ápice, seja pela base pulmonar. Posteriormente discutiremos mais profundamente o diafragma.

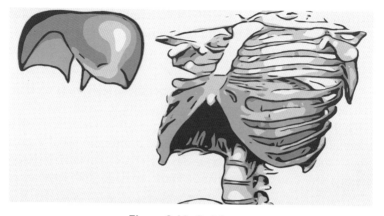

Figura 3.11 O diafragma.

Todo esse conjunto mecânico citado anteriormente é mantido por complexo sistema muscular e, para começar a discutir os movimentos, não podemos deixar de citar que eles acontecem do centro para as extremidades.

Hoje sabemos que antes de iniciar qualquer movimento, seja ele dos membros superiores ou dos inferiores, os músculos estabilizadores de tronco se contraem 5 milissegundos antes para garantir a qualidade e a estabilidade do movimento que ocorrerá nas extremidades. Então, nada mais indiscutível dar suma importância ao *Powerhouse* do Pilates, ao *Core* do treinamento funcional, ou simplesmente aos músculos responsáveis pela manutenção postural, pois serão eles os grandes responsáveis pela eficiência de toda a mobilidade, porém temos uma tarefa inglória se seguirmos essa linha de pensamento, pois, dando ênfase ao *Powerhouse*, aumentamos a pressão intra-abdominal, no caso de negligenciarmos esses músculos estaremos sem estabilidade e proteção suficiente na coluna para as tarefas mais cotidianas.

O transverso do abdômen é o grande responsável pela manutenção tônica da coluna, e talvez o músculo mais estudado hoje em dia pela disposição de suas fibras. Pelo fato de a coluna lombar não possuir nenhum músculo eretor, o transverso do abdômen, junto com o diafragma, o multífido e os músculos do assoalho pélvico se tornam os grandes responsáveis pela manutenção tônica postural, como também acarretam o aumento intracavitário.

Como os músculos abdominais possuem relevância na estabilização da região lombopélvica, a diminuição da atividade desses músculos faz com que a flexão do quadril seja realizada sem a estabilidade necessária, permitindo que o músculo psoas exerça tração sobre o aspecto anterior das vértebras lombares, levando assim a uma anteversão pélvica e aumento da lordose lombar.

Com o passar do tempo, os tecidos podem se adaptar a essa nova postura que frequentemente está associada a uma série de disfunções, como a espondilolistese e as degenerações discais e facetarias.

O multífido é o grande responsável pela proteção das vértebras durante todos os movimentos realizados pela coluna. Aquela dor referida pelo portador de lombalgia nos processos espinhosos é invariavelmente confundida com o multífido, que estará álgico e atrofiado no primeiro episódio de dor lombar. Encontra-se abaixo do semiespinhal e do eretor da espinha na goteira, entre os processos espinhosos e transversos das vértebras. Em todos os níveis, sua ação é produzir rotação, bem como extensão e flexão lateral da coluna em todos os níveis, possuindo também importante papel de estabilizador vertebral.

O assoalho pélvico é definido como o conjunto de estruturas que fornece suporte às vísceras pélvicas e abdominais, fechando a pelve óssea inferiormente. Os músculos do assoalho pélvico são responsáveis pela sustentação das vísceras e fecham o quadrado de sustentação da coluna, tendo como sua principal função manter a pelve em fechamento, ou seja, não permitir a horizontalização do sacro.

Os músculos pélvicos são compostos por fibras tônicas (tipo I) e fásicas (tipo II). Com maior proporção de tônicas, o tipo de fibra muscular é determinado pela fibra nervosa responsável por sua inervação. As fibras tipo I, de oxidação lenta, exercem a atividade muscular sustentada, enquanto as fásicas e as glicolíticas estão envolvidas em atividades de disparo rápido.

O músculo do assoalho pélvico é constituído por três camadas musculares. A camada superficial é composta pelos músculos bulboesponjoso, isquiocavernoso, transverso superficial do períneo e esfíncter anal externo. A intermediária é composta pelo transverso profundo do períneo, compressor da uretra e esfíncter uretrovaginal. Essas duas camadas compõem o diafragma urogenital. A camada profunda, conhecida como diafragma pélvico, é formada pelos músculos levantadores do ânus, pubococcígeo ou pubovisceral, que compreende o pubovaginal, o puboperineal, o puboanal, puborretal e ileococcígeo. Além desses, compondo ainda a camada profunda, existe o isquiococcígeo ou coccígeo.

Esses são músculos importantes que podem servir como segunda opção para a proteção da lombar durante os exercícios. A contração dessa musculatura tem que estar constantemente ativada para que a região lombar fique estabilizada, porém, como é uma musculatura tônica, sua contração tem que ser intermediária e contínua, sem realizar movimentos rápidos e fortes para que ela não fadigue.

A ativação dessa musculatura gera cocontração do transverso do abdômen, assim nunca podemos ativar esses dois músculos ao mesmo tempo, pois as forças se anulariam. A contração dos músculos do assoalho pélvico gera uma "tendência" à abertura discreta dos ilíacos, já a contração do transverso gera uma tendência ao fechamento dos ilíacos. Por isso as forças competem e se anulam e, dessa maneira, a coluna estaria sem nenhuma proteção muscular no momento do exercício. Uma contração errada do transverso do abdômen ou do assoalho pélvico resulta na contração da musculatura superficial e na falta de estabilização da lombar, juntamente com a protrusão abdominal. Todo esse conjunto favorece o aparecimento de incontinência urinária, conhecida como fugas, hemorroidas, refluxos, hérnias abdominais e vertebrais, pelo excessivo aumento da pressão abdominal.

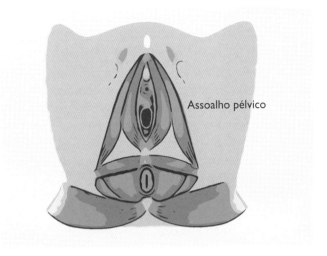

Figura 3.12 Músculos do assoalho pélvico.

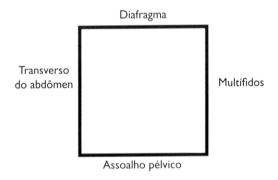

Figura 3.13 Quadrado de sustentação.

O quadrado de sustentação formado por esses músculos tem características muito parecidas, pois são tônicos, de contração lenta, formados por fibras essencialmente do tipo I, logo entendemos que são músculos estabilizadores do movimento e que, antes de começar a falar sobre eles, precisamos entender claramente a importância do restabelecimento de suas forças, pois são eles que darão a diretriz de uma mobilidade efetivamente funcional. Se estiverem fracos, encurtados, tensos ou simplesmente não funcionando de forma efetiva, o resultado será dor lombar e a reabilitação funcional desses músculos deve ser precedida por qualquer trabalho de ganho de força abdominal. Isso porque o abdominal tradicional aumentará a pressão sobre os discos, assim como a dor lombar, tornando o principal responsável por fraturas em vértebras osteopênicas, e aí está o maior equívoco cometido por muitos profissionais do movimento, pois quando falamos em músculos abdominais muitos ficam tentados a começar fortalecendo os músculos superficiais do abdômen, sem antes compreender a sinergia abdominopélvica.

capítulo 4

∫inergia Abdominopélvica

Diversos estudos discutem a sinergia abdominopélvica. Alguns autores identificaram aumento da atividade eletromiográfica dos músculos abdominais durante a contração do assoalho pélvico, sem que fosse observada qualquer contração da musculatura abdominal. Existe entre eles uma ação de sincronia, isto é, a contração forçada do músculo abdominal (tosse, espirro), que leva à contração recíproca do músculo pubococcígeo, estabiliza e mantém o colo vesical na posição retropúbica, facilita a igualdade das pressões transmitidas da cavidade abdominal ao colo vesical e uretra proximal e mantém a continência urinária.

A atividade sinérgica entre os músculos do assoalho pélvico e dos abdominais possibilita o desenvolvimento de uma pressão do fechamento adequada e importante para manter as continências urinária e fecal, de forma coordenada, para aumentar a pressão no abdômen, como também fornecer suporte aos órgãos pélvicos. Alguns estudos demonstram que durante a contração voluntária dos músculos do assoalho pélvico ocorre coativação dos músculos transversos abdominal, oblíquo interno, oblíquo externo e reto abdominal, ocasionando aumento da pressão esfincteriana.

Estudo realizado a respeito da sinergia abdominopélvica mostra que aumentos repentinos na pressão intra-abdominal levam à rápida atividade reflexa dos músculos do assoalho pélvico (reflexo guardião). Deve-se considerar que "o aumento repentino da pressão intra-abdominal se causada por manobra intrínseca (tosse, por exemplo) inclui a ativação via retroalimentação da musculatura do assoalho pélvico como parte de um complexo padrão de ativação muscular. Acredita-se que a tosse e o espirro são gerados por um padrão individual dentro do tronco cerebral, e assim a ativação dos músculos do assoalho pélvico é uma coativação prévia, e não primariamente uma reação "reflexa" ao aumento da pressão intra-abdominal. Porém, além disso, pode haver resposta reflexa adicional dos músculos do assoalho pélvico em relação ao aumento da pressão abdominal devido à distensão dos fusos musculares dentro dessa musculatura.

Outros autores também afirmaram que o aumento da pressão de fechamento da uretra e do ânus ocorre imediatamente antes do aumento da pressão intra-abdominal. Nos eventos de tossir e espirrar, o diafragma, os músculos abdominais e o assoalho pélvico são ativados de forma pré-programada pelo sistema nervoso central.

Esse fato parece sugerir que a ativação dos músculos do períneo não acontece em resposta ao aumento da pressão intra-abdominal, sendo antes produzida por mecanismos nervosos centrais que podem ser eventualmente regulados pela vontade.

Algumas investigações demonstraram que a contração automática dos músculos do assoalho pélvico nas mulheres continentes é precedida ao aumento da pressão intra-abdominal. A contração prévia desses músculos, antes do aumento intra-abdominal, indica que essa resposta é pré-programada. A atividade antecipada não pode ser de uma resposta reflexa à entrada aferente, resultante do aumento da pressão abdominal.

Vários artigos abordaram sobre o comportamento dos músculos do assoalho em esforço de tosse, tanto em mulheres continentes quanto em mulheres incontinentes, sugerindo que nas incontinentes o padrão de recrutamento sinérgico se processa de forma diferente em relação à intensidade de ativação dos músculos.

A ativação dos músculos perineais é essencial para manter a continência quando a pressão intra-abdominal aumenta devido à contração dos músculos abdominais.

Os músculos do períneo contribuem para a continência urinária, por meio do incremento da pressão de fechamento uretral e da manutenção da posição do colo vesical, fornecidos pela sua contração. Em um estudo onde as contrações foram feitas sem nenhum movimento da coluna lombar, pelve ou caixa torácica, os autores observaram que existe recrutamento dos músculos abdominais quando se realizava contração do assoalho pélvico.

Em estudo epidemiológico no Brasil, foi encontrada a prevalência de 35% de queixa de perda urinária aos esforços em mulheres entre 45 e 60 anos de idade. A queixa em mulheres atletas é de 22 a 47%, sofrendo variação de acordo com a atividade. As causas ainda não estão completamente elucidadas e algumas ainda são pouco discutidas.

A incontinência urinária de esforço atinge com mais frequência mulheres entre 25 e 49 anos de idade. A atividade física de alto impacto é fator de risco para desenvolvê-la, sendo percebida apenas a partir da realização de atividades que predisponham a perda de urina. Outros fatores de risco incluem constipação, como a tosse crônica do fumante, doença pulmonar, obesidade e ocupações que exigem levantamento excessivo de peso.

De forma geral, a incontinência urinária de esforço é atribuída à incapacidade dos músculos do períneo em assegurar níveis de pressão intrauretral superiores ao da pressão intravesical. A fraqueza dos músculos perineais é entendida como um fenômeno associado a alguns processos, como o de envelhecimento, gravidez, parto vaginal, ao número de gravidezes e partos, ou até mesmo à redução no número de fibras do tipo I.

Pouco se sabe acerca do funcionamento dos músculos do períneo durante a prática de exercícios físicos. Os exercícios abdominais aumentam a pressão intra-abdominal, comprimindo vísceras e distribuindo a carga para o aparelho locomotor, e os aumentos na pressão intra-abdominal afetam indiretamente a pressão sobre a bexiga urinária. Esse aumento é condição favorável para haver perda involuntária de urina em ocasiões nas quais as respostas da musculatura do assoalho pélvico se encontram alteradas. Os achados determinam que a maioria das atividades físicas não envolve contração voluntária do assoalho pélvico, o que pode acarretar em deficiência funcional por perda ou ausência da consciência e coordenação das estruturas neuromusculares do aparelho locomotor, levando à hipotrofia por desuso.

O descondicionamento e a carga repetida sobre o assoalho, concomitante ao aumento frequente da pressão intra-abdominal, diminuem a eficiência mecânica do assoalho pélvico e alteram a composição de alguns músculos. Portanto, mulheres que fazem exercícios físicos não possuem necessariamente músculos perineais mais fortes do que as que não fazem.

Nesse contexto, outra ideia muito divulgada se refere à relação entre condição física geral e desenvolvimento dos músculos do períneo. De fato, está genericamente aceito que, se uma mulher possui boa condição física geral, isso significa musculatura perineal igualmente forte.

No entanto, segundo Nichols e Milley (1978) sabe-se que, na ausência de um trabalho específico para os músculos do pavimento pélvico, a carga repetida sobre a musculatura perineal, associada a aumentos frequentes da pressão intra-abdominal, tende a reduzir a eficácia mecânica do ligamento cardinal. Já Jozwik (1993) diz que essa ausência de trabalho produz alterações na composição de alguns músculos, tal como a redução no número de fibras do tipo I observada no músculo levantador do ânus. De acordo com essas evidências, o exercício intenso pode ser considerado para algumas mulheres o fator precipitante da incontinência urinária de esforço.

Em relação à percepção da contração correta dos músculos do assoalho pélvico, a *The American College of Obstetricians and Gynecologists* demonstra que a melhor maneira de ensinar a contraí-los de forma correta é solicitar ao paciente parar o fluxo urinário no meio da micção sem contrair os membros inferiores ou os abdominais. Bump et al. (1991) demonstraram em artigo publicado que 25% de 47 mulheres não realizaram contração efetiva dos músculos perineais capaz de aumentar a pressão de encerramento uretral com instrução verbal. Se existe diminuição da força do assoalho pélvico e alteração da posição anatômica das estruturas, uma simples instrução verbal não é suficiente para curar ou melhorar essa condição.

A sociedade internacional de continência (2001) concluiu que uma simples instrução verbal ou escrita não representa uma preparação adequada para a mulher iniciar o treinamento. O estudo de Parkkinem (2004) demonstrou que 73% das mulheres não conseguiam contrair corretamente os músculos do assoalho pélvico na primeira tentativa. Isso porque algumas mulheres não são capazes de contrair corretamente os músculos, pois efetuam a manobra de Valsalva, inversão do comando perineal ou contração perineal paradoxal.

Essa prática é corrente e não deve ser negligenciada porque representa um percentual expressivo de 11 a 30% de mulheres incapazes de efetuar uma contração correta, as quais contraem os glúteos e adutores exclusivamente ou combinados com a contração dos músculos perineais.

Sampselle et al. (2005) concluíram que 68% das mulheres contraíam o assoalho pélvico com uma instrução verbal, no entanto, constatou-se que só 29% contraíam corretamente após instrução adicional e 3% eram incapazes de contraí-los.

O *biofeedback* e a palpação digital são os instrumentos adicionais na identificação dos músculos e na aprendizagem de contração correta. Essa observação de contração correta dos músculos perineais foi demonstrada clinicamente por meio de ressonância magnética.

Kari Bø (1990) verificou que, durante a contração voluntária desses músculos, o cóccix descrevia um movimento cranial em direção à sínfise púbica. Essa contração voluntária é simultaneamente a contração de todos os músculos do assoalho pélvico e descreve um movimento de elevação, na direção cefálica, encerrando as aberturas pélvicas, sugerindo o enrolamento da pelve. Essa contração correta não pode envolver nenhum movimento da pelve nem a contração de outros grupos musculares relativamente aos músculos fracos e destreinados do assoalho perineal.

Quando se atinge o limiar de esforço, os músculos fadigados perdem sua capacidade, principalmente se não estiverem condicionados. Somos unânimes em dizer que a participação do glúteo máximo, no sinergismo, com os músculos do assoalho pélvico e abdominais, não deve ser estimulada, sendo considerada inapropriada. Esses resultados parecem demonstrar a importância do treino da musculatura perineal no tratamento da incontinência urinária de esforço.

As disfunções dos músculos do períneo, associadas ao aumento brusco da pressão intra-abdominal, são suas principais causas. Assim, o trabalho abdominal da mulher deve respeitar os princípios de contenção urinária fazendo apelo à contração voluntária da musculatura do períneo, antes de qualquer ativação abdominal. Na mulher incontinente ou de elevada probabilidade de incontinência (pós-parto, idosas etc.), o treino da musculatura perineal deve anteceder o trabalho abdominal.

Os músculos abdominais têm papel significativo na atividade respiratória, principalmente durante a fase expiratória. Isso pode ser observado por meio da eletroneuromiografia, em que se obteve aumento da atividade elétrica desses músculos durante a expiração e declínio enquanto ocorria a inspiração. Diante dos resultados obtidos sobre a resposta sinérgica abdominopélvica, observa-se que tanto a atividade perineal quanto a abdominal são influenciáveis pelo padrão respiratório imposto. Assim a manobra que demonstrou melhor estimulação à ação sinérgica foi a execução da expiração. Aquela que mostrou praticamente nenhuma resposta sinérgica entre os grupos musculares estudados foi a inspiração.

Os músculos do assoalho pélvico podem servir como segunda opção para a proteção da lombar durante os exercícios. A contração dessa musculatura tem que estar constantemente ativada para que a região lombar fique estabilizada, porém, como é uma musculatura tônica, sua contração tem que ser intermediária e contínua, sem realizar movimentos rápidos e fortes para que ela não fadigue.

Já sabemos que a ativação dessa musculatura gera cocontração do transverso do abdômen, assim nunca podemos ativar esses dois músculos ao mesmo tempo.

Podemos concluir que a melhor forma de trabalho é a de se contrair os músculos do aparelho locomotor isoladamente, sem outros músculos associados, uma vez que existam estudos que não encontraram diferenças significativas nas duas contrações, uma associada (transverso e assoalho pélvico) e outra somente no assoalho pélvico, poupando assim a fadiga da musculatura do assoalho pélvico. Biomecanicamente falando, a contração dos músculos do assoalho pélvico gera uma "tendência" à abertura discreta dos ilíacos, já a contração do transverso gera uma tendência ao fechamento dos ilíacos, resultando em forças que se anulariam, e a coluna estaria sem nenhuma proteção muscular no momento do exercício.

Em contrapartida, Léopold Busquet (2010) é contrário a qualquer trabalho de fortalecimento, pois acredita que as fugas são causadas pelo excesso de contração muscular do quadrado de sustentação, tendo como consequência a fadiga de todo o sistema, gerando aumento da pressão intra-abdominal e, em consequência, da tensão. Isso significa que ele segue na contramão, propondo o relaxamento de toda musculatura que envolve os peritônios.

Segundo o artigo *The myth of core stability* (O mito da estabilização do tronco), publicado na 14ª edição do *Journal of Bodywork & Movement Therapies*, em 2010, o autor, Eyal Lederman, relata que o transverso do abdômen tem várias funções na postura ereta. A estabilidade é uma, mas está em sinergia com os outros músculos da parede abdominal. Ele atua no controle da pressão da cavidade abdominal para as funções de fonação, respiração, defecação, vômitos etc. Também forma a parede posterior do canal inguinal atuando como válvula e impedindo a herniação das vísceras por esse canal.

Na gravidez esse músculo é excessivamente alongado e, devido à curva comprimento-tensão, tem grande perda de força, dissipando sua capacidade de estabilização.

Estudo de Faste et al. (1990) com 318 grávidas, elaborado por meio da avaliação da capacidade de essas mulheres realizarem *sit-up* (sentar-levantar), mostrou que 16,6% das gestantes não conseguiam realizar um único movimento. Porém, sem o aparecimento de dores lombares, logo, a força abdominal não foi relacionada com o aparecimento de dores na coluna.

Conforme Orvieto et al. (1990), outros fatores foram associados ao caso, entre eles o índice de massa corporal, peso do feto, dores lombares anteriores ao período de gravidez, histórico de hipermobilidade, amenorreia, constipação, entre outros.

O estudo continuou no pós-parto, no qual foi verificado que os músculos abdominais levam de quatro a seis semanas para se recuperarem das alterações sofridas na gestação (força, comprimento, controle motor etc.) e oito semanas para recuperar a estabilidade da pelve. Ou seja, é de esperar que nesse período ocorra mínima estabilização espinhal devido a "folga" dos músculos abdominais e suas fáscias. Será que isso aumenta a probabilidade de disfunções na coluna vertebral?

Em estudo de Bastiaenen et al. (2006), foram comparados os efeitos de uma terapia cognitivo-comportamental aos efeitos da fisioterapia nas dores pélvica e lombar, no período pós-parto. Das 869 gestantes que tiveram dores na coluna durante a gravidez, 635 foram excluídas da pesquisa devido a sua recuperação espontânea, uma semana após o parto. Como pode ter ocorrido a melhora da dor em um período que a musculatura abdominal está ineficiente? Por que a dor lombar imediatamente desapareceu?

Ainda existem muitos questionamentos a serem feitos sobre as propostas de estabilização do tronco. Um fator extremamente importante não considerado é a avaliação da pressão abdominal. Solicitar contrações mantidas a pacientes que já possuam pressão intracavitária elevada pode ser muito perigoso. Essa elevação acentuada da pressão intra-abdominal pode gerar um efeito compressivo sobre os feixes vasculonervosos, prejudicando o funcionamento de todo o sistema visceral. O excesso de pressão também se dá sobre o assoalho pélvico, fato que a longo prazo pode facilitar a instalação de mecanismos de fuga.

Alguns questionamentos quase nunca são feitos. Por que essa musculatura está fraca? Existe um motivo lógico para isso? Essa musculatura está fraca por desuso ou por excesso de uso? Léopold Busquet e a Escola de Osteopatia de Madrid talvez sejam as únicas linhas que se atentam ao aumento da pressão intracavitária.

Em alguns casos encontramos músculos abdominais fracos, com seu funcionamento inibido e desprogramado. Porém, isso não ocorre simplesmente pela falta de uso desses músculos e sim devido a uma estratégia inteligente de proteção do corpo diante do aumento da pressão intra-abdominal. Um indivíduo que possui hábitos alimentares errôneos, por exemplo, pode gerar excesso de gases. O transverso do abdômen vai ficar desprogramado, pois o corpo precisa abrir espaço nessa cavidade. Qualquer pressão exercida nessa região seria antifisiológica e provocaria dor. Algumas vísceras não suportariam pressão e iriam contra o mecanismo de conforto do corpo.

Um músculo também pode perder sua função, pode estar fraco por excesso de trabalho (fadigado). Quando se mantém em estado de contração constante, diminui sua oferta sanguínea, levando ao aumento do depósito de colágeno, fazendo com que suas fibras sofram um processo de toxemia e sejam substituídas por estruturas fibrosas. Dessa maneira, o músculo perde sua capacidade elástica de contrair e relaxar, modifica seu coeficiente de comprimento-tensão, comprometendo sua função. Segundo Busquet (2010), esse músculo terá sua ação parasitada, pois está fadigado e será interpretado como "fraco". Mas será que realizar exercícios de fortalecimento, solicitando ainda mais contração, é a melhor estratégia? Sem dúvidas que não.

Portanto, uma contração errada do assoalho pélvico pode resultar na fadiga muscular, perdendo fibras do tipo I, ocasionando perda da capacidade funcional. Já uma contração errada do transverso do abdômen resulta na contração da musculatura superficial, na falta de estabilização da lombar, juntamente com a protrusão abdominal. Tudo isso favorece o aparecimento de incontinência urinária, conhecida como fugas, hemorroidas, refluxos, hérnias abdominais e vertebrais pelo excessivo aumento da pressão abdominal.

Caso se tenha intenção de fortalecer os músculos do quadrado de sustentação, sem a clareza necessária, estaremos aumentando a pressão intra-abdominal, gerando também dor lombar.

Esse quadrado de sustentação é formado por uma musculatura com predominância de fibras de contração lenta. Logo o melhor trabalho a ser realizado é o de contração isométrica de longa duração e com contrações suaves, precedido pelo trabalho de ganho de mobilidade e conscientização de um bom posicionamento pélvico?

Atualmente alguns artigos relacionados à fisioterapia, com dados de eletromiografia, levantam a hipótese de a solução estar na contração da musculatura do assoalho pélvico mais a contração do transverso, o que geraria uma força sinérgica, cuja estabilização seria realizada de forma correta. Seria essa a solução para a questão abordada acima? A resposta está na ioga e na origem da técnica do Pilates, por meio da bibliografia de Joseph Pilates.

Joseph preconizava em seus estudos a contração de outro músculo de estabilização, o serrátil anterior, logo seu método deve ser praticado com esse músculo sempre acionado. Já a Escola de Osteopatia de Madrid utiliza hoje em dia uma proposta vinda da ioga muito interessante, cuja orientação é de a respiração ser feita de modo aspirativo, em que o tronco é estabilizado com o serrátil, não aumentando a pressão intra-abdominal e evitando a fadiga do assoalho pélvico.

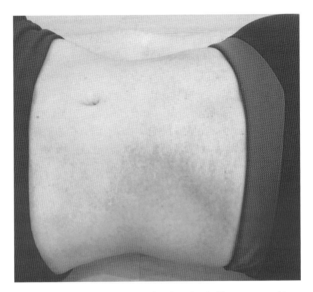

Figura 4.1 Expiração com músculos do abdômen contraídos.

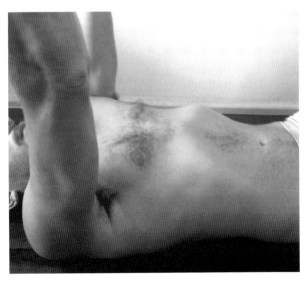

Figura 4.2 Expiração com serrátil acionado.

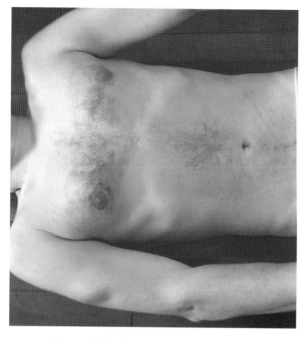

Figura 4.3 Expiração com aspiração visceral.

capítulo 5

Princípio de Pascal
ou Lei de Pascal

CAPÍTULO 5

Anteriormente citei bastante a Lei de Pascal, o que seria então essa Lei?

Foi pesquisado pelo físico e matemático francês Blaise Pascal (1623-1662) que comprovou que a alteração de pressão produzida em um fluido, em equilíbrio, transmite-se integralmente a todos os pontos do líquido e as paredes do recipiente.

$\Delta P = pg (\Delta h)$, onde:

ΔP é a pressão hidrostática ou a diferença de pressão entre dois pontos da coluna de fluido, devido ao peso do fluido.

p é a densidade do fluido.

g é a aceleração da gravidade da Terra ao nível do mar.

Δh é a altura do fluido ou a diferença entre os dois pontos da coluna do fluido.

Claro que quando aplicamos esse princípio ao corpo humano devemos observar alguns fatores, e o princípio só funcionará se algumas propriedades estiverem sadias. Vou tentar aplicar essa Lei à coluna vertebral:

- A diferença de pressão (pressão é a força aplicada sobre uma área, logo sabemos), logo sabemos que, se a pressão for muito acima do suportado pelo corpo, os sistemas de contenção do anel fibroso poderão romper-se.
- A densidade do fluido, logo um núcleo pulposo, desidratado ou rompido, estará, no mínimo, mais sensível à Lei de Pascal.
- A gravidade, quanto mais alto em altitude estivermos maiores riscos sofremos, pois a aceleração da gravidade sobe.
- A diferença em metros entre as duas colunas do recipiente, vértebra suprajacente e vértebra subjacente não pode estar com seu espaço intervertebral diminuído.

O conjunto desses quatro princípios funcionando em plenitude darão uma coluna mais sadia para se trabalhar, consecutivamente, com menos riscos de causar, com algum movimento, uma hérnia, pois Pascal provou que o movimento produzido entre as vértebras (por meio de seu estudo em recipientes hermeticamente fechados, como uma bexiga, por exemplo) gerará aumento de força e pressão, mas esta estará distribuída de forma coesa, logo o núcleo pulposo é deslocado para determinado lado, dependendo do movimento, porém aquela visão antiga que tínhamos de que a pressão também estará aumentada daquele lado é errônea. A pressão no núcleo pulposo se altera durante os movimentos, porém essa pressão está distribuída por todo o conjunto.

capítulo 6

Diafragma

O diafragma é o principal músculo da respiração, o qual já foi muito estudado sobre sua forma e ação na mecânica respiratória. É o único músculo inspiratório que se divide em duas porções separando o tórax do abdômen.

Porção vertebral

Em sua porção vertebral é formado por dois pilares musculares de diferentes comprimentos:

- O pilar direito, mais longo, insere-se sobre os discos intervertebrais de L1-L2 e L2-L3, podendo chegar, em alguns casos, até L3-L4.
- O pilar esquerdo insere-se em L2-L3.

Os pilares do lado esquerdo cruzam a vértebra anteriormente, onde se inserem; em contrapartida, os pilares do lado direito também seguem esse trajeto, inserindo-se anteriormente do lado oposto, logo os pilares se encontram perante a linha média anterior da coluna lombar.

Porção costal

Insere-se sobre toda a borda das costelas em seu interior, especificamente na 10ª, 11ª e 12ª costelas.

Porção esternal

Partem da face posterior do apêndice xifoide e se inserem no centro do músculo diafragma, seu centro tendíneo.

Centro tendíneo

Situa-se na porção central do diafragma.

Na face superior do diafragma se encontram o pericárdio e os pulmões, sendo o folheto de ligação a pleura. Grande parte do peritônio está aderida ao centro tendíneo do diafragma. Abaixo da cúpula direita do diafragma se encontra o fígado. O estômago e o baço também se encontram abaixo da face anteroinferior do diafragma. Posteriormente encontramos: suprarrenais, pâncreas e parte superior dos rins. A veia cava, a aorta e o esôfago cruzam o diafragma e a ele se aderem.

Durante a inspiração, o diafragma toma como ponto fixo suas porções esternais, costais, vertebrais e abaixa. Esse abaixamento é freado pela pressão das vísceras abdominais contida nos músculos abdominais e perineais, além de ser freado também pela tração do pericárdio. O pericárdio então é usado na forma de polia de reflexo, que o fígado e o estômago oferecem, permitindo assim a elevação das costelas inferiores.

Se a ação inspiratória for forçada, a contrapressão oferecida ao abaixamento vigoroso do diafragma é maior, oferecendo um ponto fixo que permite a elevação nítida das costelas inferiores e menor do esterno.

Logo entendemos que a função do diafragma vai muito além de realizar uma contração para gerar a entrada de ar nos pulmões por diferença de pressão. Seu bom funcionamento também permite uma ação de pompage permanente sobre os órgãos, auxiliando seus movimentos peristálticos, e boa circulação venosa e linfática pelo mesmo motivo. Logo, o mau funcionamento do diafragma influencia na eficácia torácica, fixando e tirando a mobilidade do esterno, costelas, escápulas e clavícula.

Em sua inserção, o mau funcionamento influencia negativamente: o sistema de pompage que citamos acima, além de prejudicar a lordose lombar devido a seus pilares que se prolongam até ela, pode ser um potente músculo lordosante lombar.

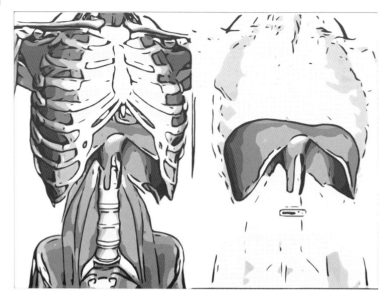

Figura 6.1 Pilares do diafragma.

Psoas

Músculo constituído por duas porções:

- A porção do psoas que parte da lombar, desde L1 até L4, até o trocanter menor do fêmur.
- A porção ilíaca que circunda a fossa ilíaca até o trocanter menor de fêmur.

Sua primeira porção é poliarticular e potente, sendo um músculo de ação bem complexa. Se tomado como ponto fixo, as vértebras realizam a flexão do fêmur sobre o tronco. Se tomado como ponto fixo, o fêmur torna-se rotador e flexor lateral das vértebras, sendo considerado um músculo rotador externo.

Já em apoio unipodal, como durante a marcha, por exemplo, age em sinergia com os adutores, tornando-se um rotador interno.

Sua porção ilíaca é responsável pela estabilidade do ilíaco.

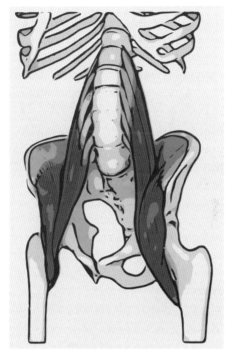

Figura 6.2 Psoas.

Pelve

Na região inferior ao tronco encontramos a pelve, que é formada por dois ilíacos e o sacro. A mobilidade desses ossos é muito discreta, mas é importante deixar muito claro que elas existem, o que confere à pelve uma característica de estabilização. Também é na pelve que a força do solo e a força gravitacional se encontram, e para uma boa estática devem se anular.

A pelve articula-se com a coluna lombar formando a articulação lombossacral. Os dois ilíacos se encontram anteriormente formando a sínfise púbica e posteriormente com o sacro formando a articulação sacroilíaca.

Teoricamente, a pelve deveria ser bastante estável devido a sua importância de sustentação do eixo cranial e da coluna vertebral inteira, que são estruturas nobres do corpo, por onde transitam o controle nervoso. Porém a pelve pode desestruturar toda a estática se realizar alguns pequenos movimentos entre seus ossos que são:

Fechamento dos ilíacos – o fechamento dos ilíacos se dá quando há aumento de tensão nos músculos: transverso do abdômen que tracionará a asa ilíaca superior em direção à linha média, e os adutores que fortalecem esse sistema de fechamento, tracionando as asas ilíacas inferolateralmente. A sínfise púbica não pode se romper de maneira alguma, logo o sacro seguirá a asa ilíaca que se fechou, causando no paciente o seguinte quadro: a espinha ilíaca anterossuperior, crista ilíaca e espinha ilíaca posteroinferior estarão mais baixas (chamamos de três pontos baixos) do lado de fechamento e o sacro para que o sistema não se rompa acompanhará o ilíaco que fechou, inclinando-se.

Abertura dos ilíacos – os músculos responsáveis pela abertura dos ilíacos são os glúteos que tracionarão a asa ilíaca no seu ápice para fora, e os músculos do assoalho pélvico que, por sua vez, tracionarão a parte inferior da asa ilíaca para dentro, aproximando os ísquios. Observaremos o paciente da seguinte maneira com os três pontos anatômicos altos (espinha ilíaca anterossuperior – EIAS, crista ilíaca, espinha ilíaca posteroinferior – EIPI) do lado da abertura, o sacro acompanhará o ilíaco que se abriu, portanto ele se inclinará para o lado da abertura.

Anterioridade – se dá pelo tensionamento do quadrado lombar que tracionará a asa ilíaca em sua parte posterior para o alto, e o reto femoral que, por sua vez, tracionará a parte anterior do ilíaco para baixo. Encontraremos no paciente EIAS e crista ilíaca mais baixas do lado ilíaco em anterioridade, e EIPI mais alta do mesmo lado encontraremos ainda o sacro mais alto e lordótico.

Posterioridade – a posterioridade é provocada pelos músculos reto abdominal e isquiotibiais que juntos tracionarão a asa ilíaca para cima em sua parte anterior e para baixo em sua face posterior. No paciente veremos: EIAS mais alta, crista ilíaca mais alta e EIPI mais baixa, além da lombar retificada e mais baixa do lado da posterioridade. Esse tipo de desvio da asa ilíaca impossibilita e incapacita demais o paciente, pois vai totalmente contra a lógica corporal, pois nas três distorções anteriores vão a favor da lógica corporal em algumas situações.

A abertura e o fechamento das asas ilíacas, além da anterioridade, são absolutamente funcionais no fechamento do momento do parto, e na abertura após o parto a pelve aos poucos vai retornando ao abrir as asas ilíacas.

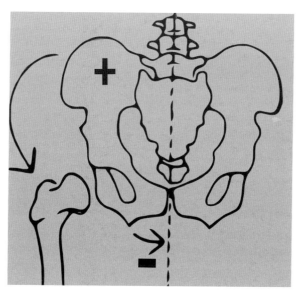

Figura 6.3 Abertura do ilíaco.

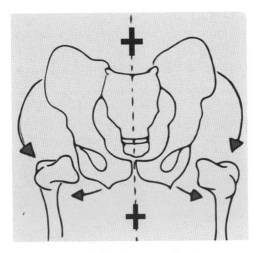

Figura 6.4 Fechamento do ilíaco.

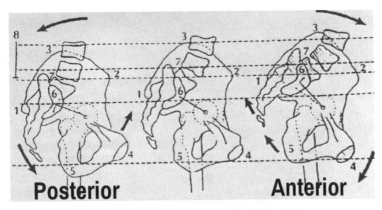

Figura 6.5 Anterioridade e posterioridade do ilíaco.

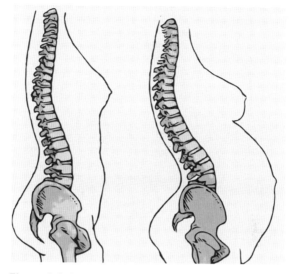

Figura 6.6 Adaptação da coluna e pelve durante a gravidez.

Visto isso, conseguimos explicar duas disfunções biomecânicas no quadril, uma que ocorre com mais frequência, que é o mecanismo de formação da coxoartrose, e outra menos frequente, que é a subluxação do quadril.

Coxoartrose

Quando o ilíaco se encontra em fechamento nas suas duas pontas, ele formará uma convexidade, o que empurrará o acetábulo para maior contato com a cabeça femoral, aumentando assim o processo de desgaste da articulação coxofemoral. Esse mecanismo se dá pela força excessiva do transverso abdominal que puxa a asa ilíaca para um fechamento superior e pelos músculos do assoalho pélvico que puxarão a asa ilíaca em sua parte inferior em fechamento também.

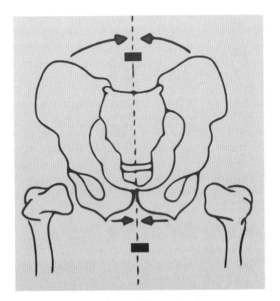

Figura 6.7 Mecanismo de formação da coxoartrose.

Subluxação do quadril

Nas subluxações do quadril, ocorre que o excesso de força ou tensão do glúteo médio e máximo traciona a parte superior do ilíaco para fora e os adutores farão o mesmo com a asa inferior do ilíaco, formando uma concavidade na asa ilíaca e diminuindo o contato com o acetábulo. Quando colocamos o fêmur em sua posição de menor contato, isso se dá sobre a pelve, com discreta flexão, adução e rotação interna do fêmur, sentimos os famosos estalos no quadril. Esse mecanismo por si só não é capaz de luxar o quadril, somente trauma na altura do joelho de uma força de forma centrípeta será capaz de luxá-lo. Isso é muito comum em acidentes automobilísticos, quando as mulheres costumeiramente andam no banco do passageiro com as pernas cruzadas.

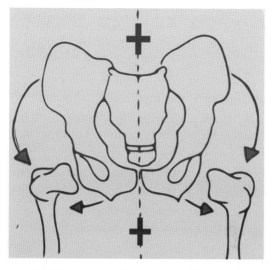

Figura 6.8 Mecanismo de formação da subluxação do quadril.

Isso seria muito simples de observar em pacientes se esses minúsculos movimentos da articulação sacroilíaca acontecessem separadamente, porém na clínica raramente encontramos um paciente com única alteração. Na prática podemos encontrar:

- Posterioridade do ilíaco direito.
- Anterioridade do ilíaco direito.
- Fechamento do ilíaco direito.
- Abertura do ilíaco direito.
- Posterioridade do ilíaco esquerdo.
- Anterioridade do ilíaco esquerdo.
- Fechamento do ilíaco esquerdo.
- Abertura do ilíaco esquerdo.
- Posterioridade dos ilíacos direito e esquerdo.
- Anterioridade dos ilíacos direito e esquerdo.
- Abertura dos ilíacos direito e esquerdo.
- Fechamento dos ilíacos direito e esquerdo.

- Posterioridade do ilíaco direito e anterioridade do ilíaco esquerdo.
- Posterioridade do ilíaco esquerdo e anterioridade do ilíaco direito.
- Fechamento do ilíaco direito e abertura do ilíaco esquerdo.
- Fechamento do ilíaco esquerdo e abertura do ilíaco direito.
- Posterioridade do ilíaco direito e fechamento do ilíaco esquerdo.
- Posterioridade do ilíaco esquerdo e abertura do ilíaco direito.
- Posterioridade e abertura do ilíaco direito.
- Posterioridade e abertura do ilíaco esquerdo.
- Anterioridade e abertura do ilíaco direito.
- Anterioridade e abertura do ilíaco direito.
- Posterioridade e abertura do ilíaco direito.
- Posterioridade e fechamento do ilíaco esquerdo.
- Anterioridade e fechamento do ilíaco direito.

Podemos ainda ter um fechamento com posterioridade à direita, com abertura e anterioridade à esquerda; fechamento e anterioridade à direita, com abertura e posterioridade à esquerda. Como perceberam, as combinações são finitas, mas inúmeras.

Cintura escapular

A cintura escapular é formada por um conjunto de cinco articulações: a esternoclavicular, que liga o esterno à parte medial da clavícula; a acromioclavicular, que une o acrômio à parte lateral da clavícula; a costovertebral, que liga as costelas em sua parte posterior à escápula em sua face interna (na verdade é um apoio que se dá); e a glenoumeral, que une a cabeça do úmero à escápula. Essas articulações devem estar em completa harmonia para que o ombro e a caixa torácica funcionem bem.

Sabemos que até 90 graus os movimentos são executados puramente pela glenoumeral, mas quando elevamos o úmero além de 90 graus é onde os problemas começam a aparecer, pois a glenoumeral é uma articulação extremamente móvel, e sem as outras articulações seria impossível que esses movimentos acima de 90 graus acontecessem sem boa fixação das escápulas, costelas, esterno e clavícula.

O ombro é capaz de realizar a flexão, a extensão, a rotação interna, a rotação externa e a circundução da glenoumeral. Além desses movimentos, pode realizar também a elevação do ombro, o abaixamento do ombro, a adução da escápula, a abdução da escápula, a rotação medial da escápula e a rotação lateral da escápula. Movimentos esses que ocorrem a partir do tórax.

O principal músculo da articulação costovertebral é o serrátil, que fixa a escápula às dez primeiras costelas, permitindo bom funcionamento das outras articulações. Para todo movimento que precise de boa fixação escapular, o serrátil deve estar acionado, e o outro músculo que trabalha em conjunto com ele são as fibras médias do trapézio, como já sabemos é um músculo potente.

O serrátil e o trapézio fixam a escápula em oposição, enquanto o serrátil abduz; o trapézio, além do romboide, aduz as escápulas. Como sabemos, o trapézio, sendo um músculo forte e potente, facilmente vence essa disputa com o serrátil, desequilibrando todo esse conjunto. Por isso citamos anteriormente a importância da ativação do serrátil para qualquer movimento.

Além dessa questão, temos mais uma situação a contornar na articulação costovertebral, que é a diferença da força dos músculos responsáveis pela elevação e depressão do ombro:

Músculos da elevação – parte superior do trapézio, extremamente forte e levantador da escápula, além dos romboides.

Músculos responsáveis pela depressão do ombro – parte inferior do trapézio e serrátil.

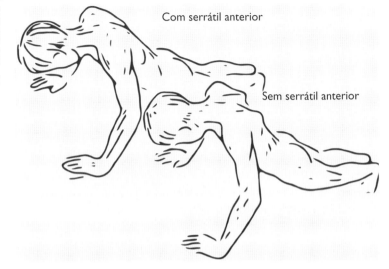

Figura 6.9 Serrátil anterior.

Antes do questionamento que o trapézio funciona nas duas ações, tanto na elevação, quanto no abaixamento escapular, logo não podemos esquecer de um pequeno detalhe, que as fibras superiores do trapézio, romboides, além de intercostais, escalenos, esternocleidomastóideo, auxiliam o diafragma na inspiração, sendo os músculos acessórios da respiração, o que os torna mais fortes e tensos. Por essa questão a tendência é a elevação dos ombros.

Além desses movimentos, a articulação costovertebral ainda é capaz de realizar a rotação lateral das escápulas por meio dos músculos: serrátil que a abduz, parte superior do trapézio que eleva o acrômio no sentido da cervical, e o trapézio inferior que traciona a espinha escapular em direção à coluna torácica.

A rotação medial é feita pelos romboides, que, por sua distribuição de fibras oblíquas, rodam a escápula, e o levantador da escápula, que tem sua inserção na borda superior interna da escápula e a traciona em direção à cervical.

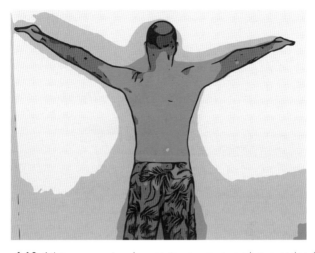

Figura 6.10 Atleta que mostra claramente, com o seu ombro superior direito, a tendência de elevação dos ombros.

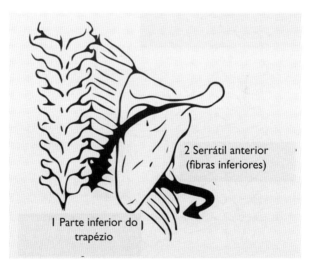

Figura 6.11 Abaixamento.

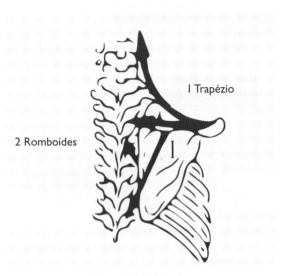

Figura 6.12 Adução.

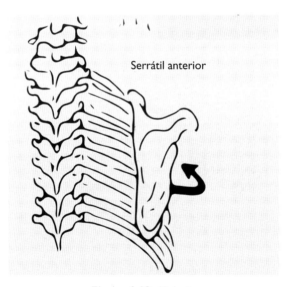

Figura 6.13 Abdução.

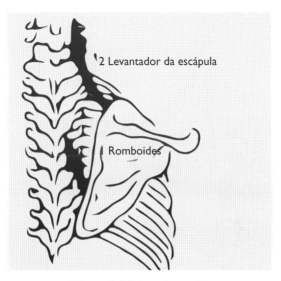

Figura 6.14 Rotação medial.

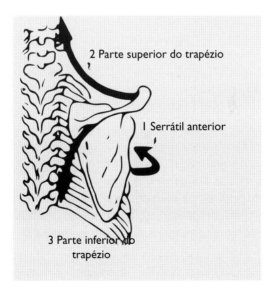

Figura 6.15 Rotação lateral.

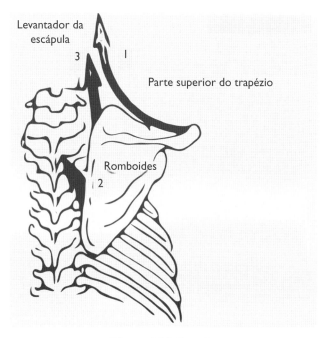

Figura 6.16 Elevação.

Na articulação glenoumeral, o peitoral maior, quando seu ponto fixo está no úmero, as fibras superiores abaixam a clavícula, enquanto as fibras inferiores são inspiratórias.

O grande dorsal, com sua porção fibrosa, é o grande elo entre as duas cinturas e, por ser um músculo que contém fibras em várias direções e poliarticular, devemos estar sempre atentos as suas compensações que podem ser as mais diversas. Tanto limitantes da flexão dos ombros em sua completa amplitude de movimento, como para o favorecimento da hiperlordose, ou ainda as duas compensações juntas quando encurtado em forma de arco.

capítulo 7

Realidade Brasileira
Perante a Fisioterapia

CAPÍTULO 7

Antes de começar a elucidar a evolução das cadeias musculares, e o que se tem de melhor dentro da fisioterapia, que são as mãos perceptivas e a visão que tudo deve captar em uma totalidade, falaremos um pouco sobre a cruel realidade no campo fisioterápico em nosso país.

Este capítulo não tem como objetivo entrar em nenhuma discussão política ou filosófica. Simplesmente alertar os profissionais da triste realidade.

O Brasil, por ser um País com grande extensão territorial, com mais de 200 milhões de habitantes, onde o governo não arca com um serviço público de qualidade, ou no mínimo satisfatório, somando-se a esse quadro possui desigualdade social que beira um abismo sem limites. Quero salientar aqui que essa situação da saúde atravessa vários governos.

Os brasileiros pertencentes às classes A e B, classes com mais condições financeiras, têm acesso a um serviço de excelência, pois possuem vários médicos, enfermeiros, fonoaudiólogos, psicólogos, fisioterapeutas e nutricionistas de primeira linha em todas as especialidades, com excelentes hospitais, não ficando nada aquém aos médicos e hospitais dos países de Primeiro Mundo.

Já a classe C, sem saída, opta pelo serviço de saúde privado institucionalizado, contratados por meio de planos de saúde (seguros de saúde privados), que oferecem desde um seguro básico até seguros de ótima assistência, que quanto melhor esse seguro mais custoso. A classe C acaba optando por um seguro mediano ou básico, muitos desses não oferecem acesso aos hospitais de referência, já que esses seguros ou planos de saúde pagam muito pouco aos profissionais a ele cadastrados, logo esses profissionais da saúde são obrigados a atender uma demanda muito grande de pacientes por hora de trabalho, não podendo assim oferecer bom tratamento.

No Brasil, por exemplo, a fisioterapia oferecida por esses planos não passam de um serviço sem avaliação, visando à totalidade do indivíduo, limitando-se a tratar uma parte do corpo, como sugerem os convênios, e muito menos bom atendimento. Os pacientes são atendidos como produtos de uma fábrica que se produz carros, de maneira protocolada, com vários pacientes juntos. Esse número de atendimento pode chegar, em alguns casos, em 20 ou mais pacientes por fisioterapeuta, por vez, isso quando o serviço é oferecido pelo fisioterapeuta, pois em alguns casos são feitos por assistentes de fisioterapia, profissão não regulamentada pelo Conselho Regional de Fisioterapia e Terapia Ocupacional (Crefito), que são pessoas contratadas e treinadas a seguirem o protocolo proposto pelo fisioterapeuta. Diante do exposto, não preciso deixar minha opinião sobre essa proposta de trabalho e a da fisioterapia oferecida a esses conveniados. Não culpo aqui os colegas fisioterapeutas, que por muitas vezes, sem muita opção, submetem-se a esse sistema.

As classes D e E têm duas opções, entrar em fila que pode demorar anos para serem atendidas por centros de excelência em pesquisa e ensino ou ficarem a mercê do péssimo serviço público oferecido pelo governo, que também pode demorar anos, já que a fisioterapia não é eleita como emergência ou urgência aqui no Brasil. As filas para reabilitação dos pacientes estende-se com todo descaso. Imagine um amputado em espera longa para começar a reabilitação de seu coto, esses casos de maior urgência têm uma única opção, os centros de pesquisa e estudos oferecidos pelas universidades brasileiras, sendo que, quando o caso é assumido por uma entidade de pesquisa, os serviços prestados são de primeira linha também.

A situação piora muito no eixo Norte-Nordeste, ou em lugares mais remotos e periféricos do Brasil, onde os profissionais são praticamente obrigados a rasgar seus diplomas para trabalharem com o que lhes é possível, andando pelas periferias da cidade de São Paulo, cidade com o maior PIB brasileiro. Não raramente, deparamos com polias de tração, fornos de Bier, parafina, turbilhão, por exemplo.

Acredito que a solução para essa grave questão está em nossa consciência: do aluno, do profissional recém-formado, do profissional que foi sugado por esse sistema, e olhando adiante só vejo uma solução: o estudo seguido após sua formação básica.

A busca pelo saber, uma boa base de conhecimento, mestrado, doutorado, formação em bons cursos de extensão universitária, aqui gostaria de chamar a atenção para outro grave problema. Eu disse bons cursos de formação.

No Brasil, com a explosão do RPG, o criador da técnica se depara com outros cursos que lhe são plagiados aos quatro cantos, às vezes por profissionais sem conhecimento, outras vezes com deturpação da técnica como foi originalmente criada.

A situação é mais triste quando se trata de Pilates, talvez por seu criador não estar mais vivo, e ser um método explorado por dois profissionais do movimento: o fisioterapeuta e o educador físico, tornando a fiscalização quase inexistente. O que verificamos em alguns *Studios* de Pilates mais parecem aulas sem embasamentos teóricos, sem nenhum respeito ou não fidedignas aos princípios do Pilates.

As formações também crescem de forma assustadora sem nenhuma responsabilidade técnica ou base científica. Então, quando no início do livro me referi à consciência dos profissionais ao escolher seus cursos de extensão universitária, tentava aconselhá-los a pesquisar a origem da técnica, seus criadores, seus fundamentos e principalmente a seriedade e o histórico do profissional que aplica essa formação.

Podemos também fazer uma comparação aos fármacos, medicamentos ainda não aprovados pela Anvisa, que antes de disponibilizados à população passam por anos de pesquisas, testes em animais, testes em cobaias humanas. Esse processo pode demorar décadas para chegar ao mercado, fato não existente a essas novas técnicas de fisioterapia, que são criadas sem embasamentos teóricos, pesquisas, publicações de artigos e às vezes sem estudos biomecânicos da técnica.

Falamos tanto neste livro sobre a unicidade do corpo, logo não caiam também em formações que caminham na contramão. Como por exemplo: curso que ensina tratar dor lombar ou curso que ensina a tratar a condromalacia. O corpo é um todo e merece ser tratado como tal. Sejamos mais conscientes e tenhamos um nível crítico antes de inscrevermos em qualquer curso que não te levará a lugar nenhum. E pior, distorcem as palavras e métodos propostos por seus criadores.

É como digo, o Brasil possui a melhor e a pior medicina do mundo, depende do quanto se pode pagar.

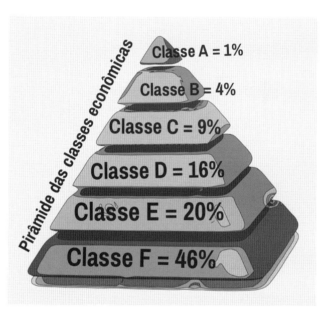

Figura 7.1 Pirâmide das classes econômicas, segundo dados da Datafolha (2013).

capítulo 8

Fáscias Musculares

CAPÍTULO 8

"O termo fáscia representa o tecido conjuntivo membranoso, um verdadeiro esqueleto fibroso que inclui o tecido muscular e funciona como peça única". Marcel Bienfait

As fáscias são estruturas passivas que transmitem tensões mecânicas geradas pela atividade muscular e uma de suas funções é diminuir o atrito entre músculos, vasos, tendões, nervos e ossos. Além disso, a fáscia é a única que recobre todo o corpo e é econômica, pois requer baixo custo energético para sua manutenção.

Foi a descoberta da fáscia que permitiu essa visão de totalidade e globalidade corporal que temos hoje em dia, onde estão baseadas as técnicas e métodos que discutiremos adiante.

O tecido conjuntivo é formado, logicamente, por células conjuntivas, os blastos. Segundo Marcel Bienfait (1995), os blastos em sua fisiologia produzem a secreção de duas proteínas de constituição: o colágeno e a elastina.

Como em todas as proteínas, as duas se renovam, o colágeno é uma proteína de curta duração, enquanto a elastina é a proteína de longa duração.

O colágeno, sendo uma proteína de curta duração, renova-se durante toda a vida, e é nela que conseguiremos atuar com efetividade, porque o que estimula a produção de colágeno é o tensionamento do tecido, e de acordo com o estímulo, ou seja, a forma do tensionamento, o resultado da secreção é uma.

Se o tecido suporta tensões curtas e repetidas observamos o conjuntivo se alongar (músculos sadios), pois já vimos que os músculos tônicos devem trabalhar em rajadas, somente para reequilibrar o conjunto corporal. Contrai-se, reequilibra, e logo em seguida relaxa. Em contrapartida, se houver algum desarranjo biomecânico que esteja contribuindo para possíveis compensações, forçando outros músculos a cumprirem as funções desses músculos que não se relaxam, eles necessitam assim realizar uma contração longa, sem o relaxamento. Em sequência, o tecido se tornará mais denso e perderá sua elasticidade.

Pesquisas recentes apontam para uma nova propriedade da fáscia, que é a de se contrair sozinha, sem ação muscular. O terapeuta Robert Schliep, licenciado em psicologia, juntou-se ao neurofisiologista Heike Jaeger e desde 2003, na Universidade de Ulm, montaram um laboratório de estudo fascial, onde descobriram que o estresse pode contrair a fáscia sem os músculos, e estudam ainda a possibilidade de a fáscia possuir seus próprios receptores.

capítulo 9

Cadeias

O que são as cadeias musculares?

"É um conjunto de músculos de mesma direção e sentido que trabalham como um só músculo. São geralmente poliarticulares e se recobrem como as telhas de um telhado". Madame Mézières

Madame Godelieve acreditava que "o indivíduo se estrutura sobre sua história de vida. As cadeias musculares irão moldar o indivíduo de acordo com suas necessidades de expressão corporal".

Segundo Léopold Busquet (2010), "as cadeias musculares são circuitos anatômicos através dos quais circulam as forças organizadoras do tronco".

Já Myers (2014) as descreve como "trilhos anatômicos".

Cada um dos autores citados nos capítulos seguintes desenvolveram e/ou aperfeiçoaram as cadeias de acordo com as bases anatômicas e mecânicas, seguindo suas observações clínicas, artigos e exames novos que foram surgindo com o passar dos anos.

capítulo 10

Osteopatia

CAPÍTULO 10

Este livro traz uma abordagem dos principais autores da fisioterapia desde 1940, mas não posso deixar de citar a Osteopatia que surgiu antes do século XIX, e merece o respeito suficiente para aqui ser citada.

A Osteopatia, quando criada em 1864 pelo médico americano Andrew Taylor Still, era considerada prática de medicina alternativa, que abordava, mobilizava e manipulava os sistemas articulares e seus tecidos moles, acreditando que assim o corpo se curaria sozinho e buscaria a homeostasia. E que os remédios comprometiam ainda mais esses sistemas.

Still acreditava que todos os sistemas do corpo estavam interligados, assim a doença de um sistema afetaria todos os outros.

A Osteopatia é uma técnica realizada somente com as mãos e que atua sobre desordens e disfunções do corpo. Ela se divide em estrutural, craniana e visceral. A Osteopatia Estrutural visa trabalhar articulações da coluna vertebral e articulações periféricas (ombro, cotovelo, punho, mão, joelho, tornozelo e pé). A Osteopatia Craniana trabalha disfunções do crânio, e a Visceral, disfunções das vísceras (gastrites, intestino preso, problemas no útero), mas falarei somente da Osteopatia Estrutural.

As articulações do esqueleto são justas e firmes graças a ligamentos, tendões e cápsulas que as cruzam, porém, caso essas estruturas sofram acidente ou realizem movimento incorreto, ainda que simples, ela pode sair e permanecer fora de lugar, causando o que dentro da Osteopatia se chama de microlesão.

Para tratar essas microlesões, Still realizava manipulações, não se sabe exatamente a origem delas, porém acredita-se que entre os anos 1960 e 1980 a.C. já eram utilizadas, pois Hipócrates deixou alguns manuscritos descrevendo combinações de trações para o tratamento dos males de coluna.

Na época do Renascimento surgiram, por toda a Europa, profissionais utilizando as técnicas de Hipócrates. Esses manipuladores vertebrais eram chamados de endireitas, e sua prática foi proibida. Os ensinamentos dos endireitas foram transmitidos de pai para filho.

Durante a guerra civil americana, Still não se conformava com a perda de tantos pacientes e resolveu estudar profundamente fisiologia e anatomia para entender melhor o corpo humano. Durante uma epidemia de meningite em 1864, Still perdeu vários pacientes, entre eles, três de seus filhos. Notou também que todos antes da morte se queixavam de fortes dores dorsais.

Mais tarde, enquanto tratava uma disenteria hemorrágica, notou que o abdômen do paciente estava frio, enquanto a parte inferior de suas costas estava quente. Nesse momento, percebeu uma possível ligação entre o intestino e a coluna, resolvendo então imobilizar a coluna do paciente e no dia seguinte teve a grata surpresa de o seu paciente estar curado.

Sua fama espalhou-se rapidamente e seus ensinos e inter-relações também.

Still morreu em 1917, deixando sua própria escola, a *American School of Osteopathy* e várias outras correntes Osteopáticas, entre elas a Escola Osteopática de Madri, a *British School of Osteophaty* e a Escola de Sutherland.

Princípios da osteopatia

A estrutura determina a função

O ser humano é um todo indivisível. Suas estruturas são as diferentes partes de seu corpo (ossos, músculos, pele, glândulas etc.) e a função é a atividade de cada uma das partes (respiratória, cardíaca, digestória etc.). Todas as partes do corpo têm uma relação entre estrutura e função.

Para Still, se a estrutura está em harmonia, não pode haver doença. Toda doença se origina de um distúrbio na harmonia da estrutura.

A unidade do corpo

O corpo humano tem a capacidade de se autorregular, reencontrando a harmonia e o equilíbrio em suas estruturas. Para se referir a essa capacidade, Still usa o termo homeostasia, situando-a no que ele chama de sistema miofascioesquelético. Tal sistema teria a capacidade de guardar "na memória" qualquer trauma sofrido.

A autocura

Still afirma que o corpo tem em si mesmo tudo o que é necessário para se curar e evitar as doenças, porém é necessário que não haja obstruções nos canais nervosos, linfáticos, vasculares, além da nutrição celular e eliminação de dejetos.

A regra da artéria é absoluta

Segundo Still, sendo o mecanismo de envio de nutrientes para as células, a função arterial é primordial. Se as artérias não funcionarem corretamente, o sistema venoso será mais lento, o que acumulará toxinas, gerando doenças.

Como vimos, a Osteopatia a princípio era de domínio médico e somente agora é uma prática eleita também pelos fisioterapeutas. Legalizada e com comprovações científicas.

capítulo 11

Madame Françoise Mézières (1947-1991)

Como vimos, a unicidade do corpo já vinha sendo observada antes do século XX pelos médicos. Mas, para nós fisioterapeutas, Mademoiselle Françoise Mézières foi a grande precursora das cadeias musculares. Nasceu em 1909 em Hanoi, e em 1937 se diplomou fisioterapeuta pela escola francesa *Escolei Francoise d' Orthopedie*. Desenvolveu e ensinou seu método exclusivamente para fisioterapeutas, por volta de 1947, e faleceu em 1991.

Thérèse Bertherat, sua principal discípula, dizia que Mézières era uma mulher com dons de observação fora da curva habitual. Mézières influenciou vários alunos, que mais tarde acabaram desenvolvendo seus próprios métodos.

Em 1947, nascia na França a técnica proposta por Mademoiselle Françoise Mézières, por meio de suas observações clínicas, o método das Cadeias Musculares.

Como a maioria das teorias, a de Mézières também nasceu de um *insight* durante um atendimento. Começou a atender uma paciente para tratamento de cifose dorsal, a qual usava com frequência um colete estabilizador, a partir daí observou que ao tentar manipular a região dorsal gerou como resultado uma compensação nos ombros que não estavam sendo manipulados. A terapeuta então solicitou uma retroversão ativa da paciente para a diminuição de sua lordose lombar, o que gerou o aumento da lordose cervical, então solicitou que a paciente corrigisse o posicionamento cervical por meio de autocrescimento ativo, o que gerou um bloqueio inspiratório na paciente.

Mézières concluiu então que a paciente possuía tal rigidez muscular, que seus segmentos perderam a autonomia individual e que, quando lhe foi solicitada a correção local de cada segmento, esse se tornou impossível de realizar sem o comprometimento de todo o sistema, aumentando as lordoses por encurtamento.

Dessa constatação surgem suas primeiras leis:

Primeira lei de Mézières – existem somente lordoses, assim o crédito de comprimento ganhado nessa cadeia pode ser enganoso, pois é sempre recuperado em alguma extremidade.

Segunda lei de Mézières – a cadeia posterior comporta-se como um único músculo. O que ordena os demais músculos a trabalharem de forma a seguir seus mandatos.

Terceira lei de Mézières – essa musculatura é sempre forte demais, curta demais, potente demais. Para ela, a cadeia muscular posterior seria dominante, estruturalmente profunda e multiarticular, funcionalmente estática (tônica) e de controle neurológico central inconsciente, estruturada para um trabalho de sustentação antigravitacional.

Quarta lei de Mézières – o tratamento global dessa cadeia só poderá ser feito se contermos todas as compensações.

Quinta lei de Mézières – cada cadeia deve aceitar a postura excêntrica e, para além da cadeia posterior, existe também um conjunto de cadeias sinérgicas.

Sexta lei Mézières – o esforço muscular pode gerar bloqueio na respiração.

A partir dessas observações, Mézières afirmava que a questão não estava na fraqueza dos músculos posteriores, mas sim em sua força excessiva, logo o tratamento estava baseado em soltar os músculos posteriores para libertar as vértebras de seu arco côncavo, lembre-se que Mézières só aceitava as lordoses.

A nova proposta de Mézières se pautava em sua primeira observação, que, cada vez que tentava diminuir uma curvatura do eixo vertebral, a curva ou compensação se deslocava para outro seguimento. Surgindo então o conceito da globalidade. O tratamento baseava em posturas excêntricas mantidas durante longo tempo, corrigidas de maneira ativa, enquanto o paciente em postura lhe era solicitado sucessão de inspirações e expirações forçadas, com expirações lentas e prolongadas, sem apneia e com a insuflação do ventre.

Na tentativa de alongar os pilares diafragmáticos, acreditava que assim devolveria a fluência dos músculos por dilaceração do tecido conjuntivo e estimularia o efeito de memória pelo prolongamento da postura, sempre evitando a rotação interna dos membros. Dois anos mais tarde publicou a "Revolução na Ginástica Ortopédica", na França, cuja publicação afirmava que as lordoses participam da origem de todas as deformações, pois essas estão presentes devido a compensações musculares causadas pelas lordoses.

Mézières criou um método de reeducação postural, que parte do princípio de que temos músculos posteriores mais potentes do que os anteriores, e que esses músculos trabalham de forma contínua. A esse cadeia deu o nome de cadeia muscular posterior, afirmando que só existem lordoses e que todos os desvios de postura seriam causados por essa cadeia, assim o alongamento dessa cadeia seria um tratamento eficaz, desde que se evitem todas as compensações. Além disso, propôs que o desequilíbrio de tensão dos músculos agonistas e antagonistas geraria um benefício para a rotação interna, mais acima cito a ação do músculo psoas, que se torna nesse caso importante rotador interno.

A base de seu tratamento estava no alongamento dos músculos posteriores, por meio de posturas, principalmente naqueles que causam as lordoses e nos músculos rotadores internos posteriores, para obter a fluidez das massas musculares e corporais.

Seu trabalho, por vezes, gerava violentas reações, as quais indicavam e estimulavam que sua terapia estava no caminho certo. Mézières explicou que a base de seu tratamento agia principalmente sobre os sistemas simpático e parassimpático, sobre os sistemas de autodefesa do corpo que, confuso pelas informações aferentes transmitidas a ele por meio dos músculos, sentia-se obrigado a abandonar velhos hábitos, e por não mais se reconhecer assusta-se, por mais desagradável que seja sua imagem habitual.

Baseava-se muito no senso inato de beleza, e dizia que qualquer movimento que enfeie a pessoa não pode estar correto, muito menos ser benéfico.

As cadeias musculares de Mézières não possuem uma definição específica, assim um conjunto de observações clínicas propostas por ela deixou poucos escritos, pois era puramente clínica, mas se calcula que formou mais de 1.500 profissionais só na França e influenciou mais tantos outros.

Descrição das cadeias de Mézières

Madame Mézières baseada em seus conceitos desenvolveu quatro cadeias musculares:

- Cadeia posterior – composta por todos os músculos posteriores.
- Cadeia braquial – formada por músculos anteriores do braço, antebraço e mão.
- Cadeia anterointerna – onde constam os rotadores internos dos membros inferiores, músculos diafragma e iliopsoas.
- Cadeia anterior cervical – compreende os músculos escalenos, peitoral menor, intercostais e diafragma.

Conclusão

Não posso deixar de exprimir aqui minha reverência pela genialidade de Mézières, pois foi a primeira fisioterapeuta a observar a inter-relação dos músculos, fáscias e ligamentos.

Ainda que hoje sua técnica tenha sido mais bem explicitada, aprimorada, ou até mesmo possua algumas contradições biomecânicas, foi Madame Mézières a grande responsável, através de seu olhar clínico, a primeira capaz de ir contra uma corrente fisioterápica que na época era ensinada nas escolas de formação, a primeira fisioterapeuta com coragem para ir contra grandes instituições e divulgar suas próprias ideias, a observar e desenvolver o conceito das cadeias musculares.

capítulo 12

Marcel Bienfait

Marcel Bienfait foi um dos seguidores de Mézières, mas foi um grande estudioso da postura estática e defendia que a reeducação estática local não poderia ser negligenciada, como estava sendo a partir do conceito da globalidade.

Acreditava que esse conceito vinha sendo utilizado por muitos fisioterapeutas de forma indiscriminada como fator preponderante, muitas vezes para esconder suas deficiências anatômicas e fisiológicas.

Não era contra as posturas de Mézières, mas acreditava que as deformações se iniciavam nos músculos ou mesmo em uma disfunção articular, que posteriormente geraria uma cadeia muscular deficitária e que certas retrações e encurtamentos só poderiam desaparecer ou melhorar por meio de tratamentos localizados.

Sua proposta e trabalho se baseavam nas retrações musculoaponeuróticas, quando ainda em estágio de não fixação, pois acreditava que depois que essas fixações se transformassem em encurtamentos seria impossível revertê-las, defendia que a terapia manual tem seus limites.

Todas suas manobras se seguiam de relaxamento após tensionamento, e que esse tensionamento, segundo ele, provoca deslizamento das miofibrilas de actina, no sentido do alongamento dos sarcômeros. Esse tensionamento deve ser lento, regular e progressivo, nunca ultrapassando a elasticidade do tecido. Logo não é um alongamento, o paciente não deve sentir dor e a sensação deve ser de relaxamento. Contraditório? Não.

Bienfait (1995) usava as seguintes palavras para descrever sua manobra de pompage:

O fisioterapeuta deve se portar como um ladrão ao invadir o corpo (casa) do paciente, de forma lenta e sutil para não disparar os alarmes da casa, como, por exemplo, os órgãos tendinosos de Golgi, pondo a perder todo o ganho de elasticidade da manobra.

Desenvolveu então um trabalho preparatório progressivo, para só depois colocar seus pacientes em postura. Esse seu trabalho foi denominado de fisioterapia estática, e não se considerava o criador de um método. Esse seu trabalho se baseava em algumas leis:

- Acreditava que para corrigir alguma deformidade era preciso evitar suas compensações, assim como dizia Mézières.
- Defendia que em compensação fixada era preciso corrigi-la antes da deformidade, antes de posturar o paciente.
- Para corrigir, era necessário abrir as concavidades, ou seja, alongar o que está curto demais.

A partir daí criou um postulado para o desenrolar de suas sessões:

- Contato com o paciente.
- Exame dos apoios em decúbito dorsal.
- Educação respiratória.
- Posturas de alongamento e manobras de correção manual.
- Aquisição do trabalho em postura.
- Trabalho sobre os pés.
- Retorno à avaliação dos apoios em posição deitada.

Contato com o paciente

Sua sessão sempre começa com uma fase de preparação, uma apresentação das mãos do fisioterapeuta ao corpo do paciente e deve ser realizada de forma sutil e relaxante, que propicie a esse corpo aceitar com mais facilidade o trabalho que se seguirá. Consta de duas manobras: Pompage Global e Pompage Torácica.

Exame dos apoios em decúbito dorsal

Acreditava que as compensações presentes e observadas em pé desapareciam quando o paciente fosse colocado em decúbito dorsal, permanecendo somente as deformidades, que devem ser tratadas isoladamente, mas o principal objetivo era a conscientização do paciente e realizava esse trabalho de percepção a cada sessão, em seu início e no final.

Educação respiratória

Utilizava em suas sessões o que chamava de expiração relaxante, construída em cinco fases, para o relaxamento durante uma expiração mais prolongada, sem ação dos músculos abdominais.

Posturas de alongamento

É somente nessa fase que o trabalho em postura se inicia com alongamentos simples, porém globais, de cadeia fechada. Realizadas com manobras de correções manuais desenvolvidas para cada tipo de compensação.

Aquisição e trabalho em postura

Nessa fase de aquisição da postura é que o fisioterapeuta procurará eliminar as compensações e, a partir da deformidade inicial em uma posição que torne impossível a volta dessas compensações, não é possível corrigir uma deformidade sem antes eliminar suas compensações. O trabalho em postura só é iniciado quando a postura for possível para a correção do desequilíbrio inicial. Essas duas fases são tecnicamente semelhantes.

Trabalho sobre os pés

Bienfait acreditava que executar a correção dos pés em postura é muito difícil, logo desenvolveu uma série de pompages para tal objetivo.

Conclusão

Marcel Bienfait, como grande estudioso, teve todo seu mérito ao agregar diversos conhecimentos e contestar a ideia da negligência do tratamento local, que passou a ser subestimado após a divulgação das cadeias de Madame Mézières. De forma alguma era contra as cadeias, mas acreditava que, até chegar às posturas, as desorganizações locais deveriam ser corrigidas progressivamente de forma sutil com as tensões locais, sendo minimizadas, e os desajustes articulares serem trabalhados. Só então era a hora certa para posturar o paciente. Sugeriu as pompages usadas até hoje com grande eficiência.

capítulo 13

Madame Thérèse Bertherat

A grande sensibilidade pela fisioterapia é de uma sutileza aguçada. Os livros de Madame Thérèse Bertherat traz deliciosos deleites, pois mais nos remete a leituras sobre contos do que propriamente um livro didático sobre fisioterapia. Em suas valiosas observações ela ensina, antes de tudo, a sermos terapeutas no mais profundo sentimento de curar e transmite, em suas palavras, ensinamentos poéticos dessa nobre profissão.

Bertherat se mudou para Paris e logo após a morte trágica de seu marido entrou em contato com a Sra. Ehrenfried, uma médica que refugiada do nazismo se instalou em Paris e trabalhava com certa ginástica, assim denominada por falta de um nome mais específico.

Sra. Ehrenfied sempre trabalhava um lado do corpo por vez, pois defendia que, quando um lado do corpo vive plenamente, o outro (lado patológico) não aguenta mais viver em inferioridade e sucumbe, buscando a simetria, e torna-se disponível ao ensino, que parte da metade mais perfeita. Sua ginástica constava de movimentos suaves e precisos que ajudavam a soltar os músculos, liberando assim uma energia até então desconhecida. Não tocava em seus alunos, pois não queria que eles simplesmente a imitassem nem que seus corpos seguissem à pressão de suas mãos, acreditava que seus alunos teriam que chegar por si mesmos à descoberta sensorial do próprio corpo.

Defendia também que um esforço novo para o corpo exigia o emprego de impulsos nervosos nunca empregados antes, e jamais permitia que sua ginástica fizesse seus alunos suarem, pois, caso isso acontecesse, ela acreditava que eles haviam deixado de ouvir o corpo, portanto seu trabalho era delicado e preciso.

Madame Bertherat completamente fascinada com os resultados obtidos em seu próprio corpo resolveu então se formar em fisioterapia, mas ao fim do curso ficou completamente decepcionada com os métodos aplicados na época, como mesas de tração, polias, coletes, entre outros, que para ela mais soavam como uma tortura. Foi então apresentada ao trabalho de Madame Mézières.

A partir de então, começa a clinicar com o método de Mézières, sem perder de vista seus ensinamentos iniciais. Mais tarde criou seu próprio método, que ficou conhecido como antiginástica, mas que foi concebido como preliminares. Método em que antes submetia seus pacientes a descobrir suas tensões conscientizando-os de que seu corpo é sua morada, e assim, por conseguinte, já com consciência e com seus músculos relaxados os submetia ao método de Madame Mézières.

Não posso encerrar este capítulo sem citar algumas das palavras de Bertherat (2010) com sua sensibilidade sem igual:

Nesse instante, esteja onde estiver, há uma casa com seu nome. Você é o único proprietário, mas faz tempo que perdeu as chaves. Por isso, fica de fora, só vendo a fachada. Não chega a morar nela. Essa casa, teto que abriga suas mais recônditas e reprimidas lembranças, é o seu corpo.

Se as paredes ouvissem: na casa que é o seu corpo, elas ouvem. As paredes que tudo ouviram e nada esqueceram são os músculos. Na rigidez, crispação, fraqueza, dores dos músculos e das costas, pescoço, diafragma, coração e também do rosto e do sexo está escrita toda a sua história desde o nascimento até hoje, sem perceber, desde os primeiros meses de vida, você reagiu a pressões familiares, sociais, morais. Ande assim. Não se mexa. Tire a mão daí. Fique quieto. Faça alguma coisa. Vá depressa. Aonde você vai com tanta pressa? Atrapalhado, você se dobrou como pode. Para se conformar, você se deformou. Seu corpo de verdade harmonioso, dinâmico e feliz por natureza foi sendo substituído por um corpo estranho que você aceita com dificuldade, mas que no fundo você rejeita. Nunca é tarde demais para se liberar da programação do seu passado, para assumir seu próprio corpo, para descobrir possibilidades até então inéditas.

Conclusão

Bertherat agregou aos ensinamentos de Mézières a percepção corporal como base de início para qualquer trabalho postural, e ao longo de sua experiência clínica foi-se apoderando de algo que até então ninguém havia se atentado, que os fatores psicossomáticos também eram capazes de interferir drasticamente nos movimentos.

capítulo 14

Madame Godelieve
Denys-Struyf
GDS (1960-1970)

Madame Godelieve Denys-Struyf é fisioterapeuta e osteopata, nasceu no antigo Congo e lá viveu até seus 16 anos em uma fazenda de cacau. Sendo de família Belga, retornou à Bélgica e matriculou-se na Escola de Belas Artes de Bruxelas, para refinar seu dom de retratista nata. E como desenhista sempre tentava passar aos seus alunos, mais tarde como terapeuta, aprender a ver.

Suas cadeias são musculares e articulares. Denys-Struyf, fisioterapeuta e retratista, concebeu um conjunto de posturas designativas de estados psicofísicos, personalísticos específicos e idiossincráticos, que surgiram baseados em pressupostos teóricos de alguns métodos, como, por exemplo, a Facilitação Neuronuscular Proprioceptiva, a linha Méziérista e a percepção da coordenação motora, que possuem como ponto em comum de acreditar que o tecido muscular é um conjunto indissociável: o tecido fibroso.

O Método de Facilitação Neuromuscular Proprioceptiva foi desenvolvido por Kabat em meados de 1950, sendo o primeiro a considerar a solidariedade dos músculos como reestruturação do movimento. Criou vários exercícios combinados e com bases em espirais baseados em padrões primitivos, e seu objetivo era, por meio do reflexo de estiramento, realizar a estimulação de mecanismos neuromusculares pela estimulação de seus proprioceptores, reestruturando o movimento, trabalhava os grupos musculares de forma isolada, mas já no conceito de globalidade.

As cadeias musculares e articulares GDS acreditam no conceito de que a atitude postural e a forma do corpo derivam de uma multiplicidade de fatores: desde a genética até o psiquismo e o comportamento. Há seis famílias de músculos que dão ao corpo a possibilidade de se expressar. A cada uma dessas famílias corresponde uma tipologia psicocomportamental. Entretanto, elas podem, em consequência de uma constância de tensão, aprisionar o corpo em uma determinada tipologia, dificultando sua adaptabilidade mecânica e comportamental e tornando-se, então, fonte de sofrimento. Nesse momento, configuram-se no corpo cadeias de tensão musculares.

Em seu método considera que os problemas posturais podem não ser iniciados em músculos isolados e agregou outros fatores negligenciados por muitos fisioterapeutas, como fatores ligados à totalidade psicomotora e à vivência que é individual.

As causas de lesões no aparelho locomotor estão associadas à impulsão global do corpo na eretabilidade, e cada impulsão é o que determina os gestos e, por sua vez, a repetição desses fixam a tipologia, que é única para cada indivíduo.

Cada um possui sua tipologia morfocomportamental, porém em quantidade e qualidade variáveis para cada um. Alguns músculos podem expressar impulso autêntico interior para mostrar um comportamento exigido pelas circunstâncias. Godelieve enxergava seu paciente como uma amálgama da tipologia basal com a tipologia adquirida e nesse amálgama estão: o hereditário, o genético, o racial, o cultural, o familiar, o profissional e o social. No centro desse quadro estão o projeto pessoal da forma e o do comportamento desenvolvidos ao longo da vida.

O método das cadeias osteoarticulares e músculos aponeuróticos e suas técnicas de correção foram desenvolvidos entre os anos de 1960 e 1970.

Abordagens de Godelieve

- Método de leitura corporal, gestual e das formas para delimitar o psicofisiológico do indivíduo que proporciona aos fisioterapeutas identificar seus pontos fortes e fracos.
- É um método de conscientização visando à utilização harmoniosa do corpo para a preservação de sua mecânica.
- Godelieve falava em esculpir um corpo vivo.

Segundo Godelieve, o psiquismo deixa seu sinal em um simples gesto, nascendo daí a forma corporal e, por conseguinte, marcas no corpo. Outro fator de influência seriam as vivências do indivíduo: trabalho, esporte, cirurgias, sedentarismo etc.

A biotipologia seria então o resultado entre as características genéticas e a vivência do indivíduo.

A falta de elasticidade encontrada em determinados músculos pode ser gerada por excesso de atividade em uma cadeia muscular. Caso apareçam daí movimentos descoordenados, a cadeia dominante fixa essas **deformidades corporais**.

As cinco estruturas psicocorporais

Cadeias anteromedianas – AM

A atividade preferencial das cadeias anteriores e medianas (AM) estão associadas à afetividade, ao sensorial, à necessidade de ser amado. As cadeias AM são responsáveis pelo bom posicionamento de T8 e da ancoragem do corpo. Estas, com sua necessidade de toque, têm papel fundamental na construção do ego e da consciência corporal.

A cadeia AM é constituída pelos seguintes músculos: períneo, reto abdominal, peitoral maior em suas porções inferior e média, triangular do esterno, intercostais médios, subclavicular, escaleno anterior, porção esternal do esternocleidomastóideo, hióideos anteriores do pescoço, músculos da estrutura bucal.

Percebam que os músculos citados estão envolvidos com o enrolamento corporal para poder manter o equilíbrio de um tronco que se encontra inclinado para trás e a cabeça em protrusão, além do apoio nos calcanhares.

Comportar-se em AM é viver em espera, limitando o imprevisível, apoiando-se na experiência e no bom senso. Constroi seu futuro com base nas suas aquisições do passado.

AM é afetiva, sentimental e de natureza sensorial. Na postura AM de um indivíduo pode estar o resultado de sua escolha comportamental, ou estar em defesa, em situação de carência, sem, no entanto, favorecer seu bem-estar. A postura AM está ligada à busca pela mãe.

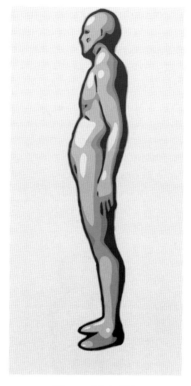

Figura 14.1 AM.

Cadeias posteromedianas – PM

A atividade preferencial das cadeias posteriores e medianas (PM) está associada à necessidade de ação, de realização e desempenho, levando a uma atitude em propulsão. As cadeias PM têm papel primordial na manutenção da verticalidade, freando a queda do corpo para a frente.

A cadeia muscular PM tem como seus principais músculos: paravertebrais do segmento lombar e dorsal – grande dorsal e iliocostal. A cadeia PM termina nas estruturas aponeuróticas, que se estendem do occípito até a região orbicular. Ao contrário da cadeia

AM, o equilíbrio encontrado empurra o corpo para a frente, e os apoios no antepé, a coluna lombar se posicionará em hiperlordose, ou pelo menos uma anteversão da pelve que flexionará o quadril em busca do centro gravitacional. Já a coluna cervical estará em extensão, o que pode levá-la a longo prazo em grande sofrimento.

Comportar-se em PM é a expressão de uma motivação e de uma escolha. Sentir-se realizada nessa expressão psicocorporal, sendo então projetado para o futuro, e com escolhas de agir nesse futuro. São pessoas orientadas para o progresso, o êxito de um projeto, a superação e a competição. Essa personalidade gera, por outro lado, se o sucesso não for atingido, tendência a dispersar-se e desconcentrar-se, desestabiliza-se, torna-se ansiosa, fisicamente frágil e se dilui psiquicamente.

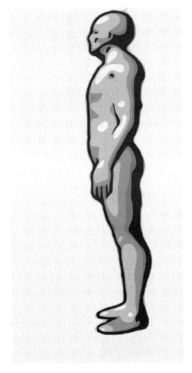

Figura 14.2 PM.

O passo seguinte será de um corpo basculado para a frente, quando a estrutura oposta AM está em carência, colocando forças antagônicas em ação que não se coordenam mais. Assim, perante PM há AM, o indivíduo entrará em sofrimento. A proposta de Godelieve é muito honesta e é chamada de igualização das tensões e desescalada das forças que se opõem. Essa cadeia está ligada à busca pelo pai.

Cadeias posteroanteriores e anteroposteriores – PA e AP

As três atitudes são subtensionadas pelos músculos por uma mesma motivação: a necessidade de ser, da construção da individualidade e da busca do ideal em todos os níveis. Dois encadeamentos musculoaponeuróticos subtensionam-se gerando essas três atitudes, que no seu funcionamento fisiológico devem alternar suas respectivas atividades para manter o ritmo respiratório, o equilíbrio das massas, o eixo vertical e o centro de gravidade.

As cadeias PA entram em atividade na fase inspiratória, e as cadeias AP, na expiratória. Quando essas duas cadeias perdem sua alternância fisiológica, é gerada a atitude PA-AP. Essa cadeia é responsável pela manutenção da postura estática dentro do polígono de sustentação.

Cadeia principal

- O grupo dos sentinelas do eixo vertical são PA (músculos profundos da coluna vertebral posteriores) transversários profundos, intertransversários, interespinhosos, pequenos músculos occipitoatlas e axiais.
  Anteriores: pré-vertebrais, longo do pescoço, reto abdominal, pequeno reto abdominal. Eles são responsáveis pela extensão axial.
- O grupo dos músculos respiradores pressores são PA-AP. São os músculos que participam diretamente da dinâmica respiratória, músculos que agem diretamente sobre as

diferenças de pressões entre as cavidades torácicas e abdominais: supracostais, intercostais externos, diafragma, transverso do abdômen, intercostais internos (PA AP-AL), intercostais médios (PA AP-AL-AM).

- São os músculos reguladores do centro gravitacional, essencialmente AP: esplênios, quadrado lombar (no plano frontal). Escalenos médios e posteriores, além do psoas (nos três planos).

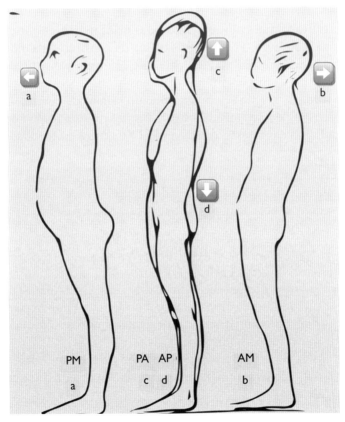

Figura 14.3 PM PA AP AM.

- Grupo dos músculos de transição: pertencem a AP-PL-AL. São os músculos que ligam PA AP às cadeias musculares horizontais que se prolongam ao longo do tronco, formando um sistema de socorro respiratório.

- PL
  Inspiração forçada – estabiliza a escápula: angular, romboide e trapézio médio.
  Inspiradores – serrátil anterior e pequeno serrátil posterossuperior.

- AL
  Expiração forçada – serrátil menor posteroinferior, intercostais internos juntando-se à cadeia AM através dos intercostais médios.

Músculos que ligam a cadeia principal do tronco às cadeias secundárias do plano horizontal: ilíaco aos membros inferiores e peitoral menor aos membros superiores.

- PA-AP
  Ereta na inspiração e relaxada na expiração. Essa dupla de estrutura corporal oferece ritmo à estática humana com a respiração.

Em harmonia, AP-PA ou PA-AP, conforme a expressão corporal, estão unidas, e quando separadas, sem oferecer esse ciclo oscilatório, estarão frágeis.

Por um lado, aparência de fragilidade está em PA-AP e, por outro, a energia da vida em AP-PA.

Essas cadeias obedecem à lei do mínimo esforço.

Comportar-se em PA isolada se manifesta por rigidez psico-comportamental. Já AP isolada é manifestada pela falta de energia, alguém à deriva.

Cadeias anterolaterais – AL

A atividade preferencial das cadeias anterolaterais (AL) está associada a um modo relacional, preferencialmente introvertido, caracterizado por uma seleção diante das trocas com o meio. Essas cadeias favorecem a adução, a flexão e a rotação interna da raiz dos membros, gerando uma atitude de recolhimento e podendo, no excesso, chegar a achatar o corpo no próprio eixo. Como se referem basicamente aos membros superiores e inferiores, não serão discutidas neste livro.

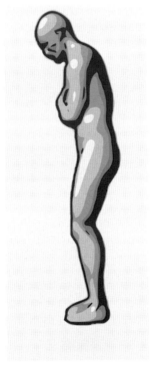

Figura 14.4 AL.

Cadeias posterolaterais – PL

A atividade preferencial das cadeias posterolaterais (PL) está associada a um modo relacional preferencialmente extrovertido, caracterizado pela necessidade de entrar em comunicação. Essas cadeias favorecem a abdução e a rotação externa das raízes dos membros, gerando uma atitude desdobrada.

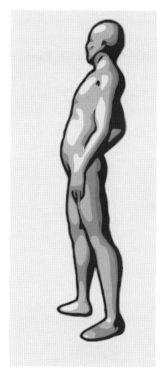

Figura 14.5 PL.

Tratamento

Livrar o corpo dessas cadeias de tensão e padrões psicológicos, além de proporcionar ao paciente a consciência do seu eu corporal.

Conclusão

Madame Godelieve foi mais longe que Bertherat, também dirigiu seus estudos e toda sua vida clínica para as questões psicossomáticas, porém inovou completamente as cadeias de Mézières. Foi a primeira a propor que as cadeias se comportam como espirais e explicou suas ideias com toda interligação psicológica e psicocomportamental, além de incluir em seu método manipulações sutis de ossos, pele e articulações. Se você leitor aprecia essa abordagem, é a essa especialização que deve se entregar, pois é o que temos de mais coerente até hoje. Todos os métodos citam as questões psicológicas, mas nenhum consegue interferir ou mesmo interligar essas questões ao corpo, com exceção da Osteopatia, que segue por outra proposta, pois fala de sistemas (órgãos).

capítulo 15

Suzanne Piret e
Marie-Madeleine
Bézièrs

Seus estudos começaram na década de 1960, mas somente na de 1970 propuseram seu método. O método de coordenação motora compartilha com as ideias do Método de Facilitação Neuromuscular Proprioceptivo.

Piret e Bézièrs acreditam que os movimentos talvez nunca ocorram em planos puros de flexoextensão, abdução-adução, mas sim em planos diagonais cruzados, sendo essa a base para a construção de movimentos coordenados. Hoje em dia parece óbvio, caso contrário movimentaríamos como robôs. Acredita-se também que por detrás dos diversos movimentos de um indivíduo psicomotor normal exista um movimento de base, que elas descreveram como movimento fundamental, ligado à ação de músculos biarticulares.

Na visão das autoras, esses músculos do movimento fundamental se organizam para realizar um movimento, desencadeando, por meio do reflexo miotático, a contração dos músculos subsequentes. Acreditam também que o gestual geram tensões em alguns segmentos corporais, que, por sua vez, induzem a torção nesse mesmo segmento, influenciando a estrutura e a forma do corpo, desorganizando o movimento fundamental, sendo capaz de essa desorganização percorrer vários segmentos através dos encaixes articulares, que deveriam realizar sua interdependência.

Bases da coordenação:

- Transmissão da contração muscular – os músculos pluriarticulares geram a contração sucessiva dos músculos monoarticulares, organizando-os entre si e garantindo um movimento coordenado, assim alguns músculos pluriarticulares são organizadores do movimento, pois possibilitam o início do trabalho dos músculos subsequentes, e por conduzirem o movimento de intervalo a intervalo. São chamados de músculos condutores.
- Esfericidade articular – todas as articulações comportam-se como esferas que se movimentam em vários planos. Nenhum movimento se desenvolve em um único plano.

- Como se constroi o movimento de flexoextensão – tomando como exemplo a flexão e extensão do cotovelo, podemos generalizar como duas articulações esféricas ou elementos esféricos que se opõem em suas respectivas rotações no âmbito de favorecer uma terceira articulação, que realizará a flexoextensão.
- Como se constroi o estado de tensão – o estado de tensão é baseado em um tripé: o tônus muscular, a organização dos músculos dois a dois e a organização de vários músculos entre si, gerando a coordenação motora.
- Unidades de coordenação – o estado de tensão que citamos acima é permitido por unidades de coordenação, que, juntas, tensionam todo o corpo. Construção do corpo em um todo por transmissão do movimento entre unidades de coordenação – a cada unidade de coordenação é indissociável da unidade de coordenação vizinha. O movimento gerado em uma unidade de coordenação coincide com o movimento gerado em uma unidade de coordenação subsequente por meio dos músculos condutores.
- Princípio da coordenação, segundo S. Piret e M. M. Bézièrs (1992) – a organização mecânica do corpo, fundada no antagonismo muscular, é construída com base no princípio de elementos esféricos tensionados pelos músculos condutores que, da cabeça à mão e ao pé, unem todo o corpo em uma tensão que rege sua forma e seu movimento, constituindo a coordenação motora.

Variáveis da coordenação motora

Apesar de a motricidade ser composta por uma mecânica complexa, a experimentação repetida e progressiva da motricidade é que possibilita o desenvolvimento da autoimagem.

Qualquer movimento acentua o padrão de enrolamento, quando o indivíduo contrai todos seus músculos com a mesma intensidade. Sua sensibilidade profunda permitirá que ele perceba essa mobilidade estável, caso seja. Ao contrário, um movimento mal organizado retroalimenta essa autoimagem errônea, muito notada nos consultórios.

Já que o movimento de enrolamento é realizado por músculos diferentes do endireitamento, nada mais lógico que o tempo da flexão seja mais rápido que o da extensão e dependa da qualidade individual de cada músculo.

Piret e Bézières chamam a atenção para a pele, pois ela segue os movimentos articulares, acompanha as formas musculares, sendo que qualquer movimento é capaz de nutrir uma tensão na pele. Logo, a pele cheia de receptores forma junto com a sensibilidade profunda a noção corporal.

Movimento fundamental no tronco

A riqueza da organização mecânica no tronco é a mais complexa, pois permite, por meio da unidade de enrolamento, reunir duas tensões: flexão e torção, conservando as características do enrolamento e incluindo um volume vazio – as cavidades torácicas e abdominal.

O enrolamento do tronco se dá por meio de duas esferas de coordenação: a cabeça e a bacia, que devem se aproximar e se afastar, por conseguinte. O eixo posterior permite o enrolamento por meio de seus ossos e vértebras, unidos por espaços musculares e fibrosos.

O eixo anterior possui a força dinâmica, com possibilidade de um importante encurtamento muscular, promovendo a união da cabeça à bacia, onde o pilar vertical hioesternoabdominal se direciona à bacia. Já na pelve é o movimento de esfera da bacia que orienta o sacro realizando a retroversão do conjunto. No plano sagital, o antagonismo estabelecido entre a cabeça e a pelve garante o equilíbrio sagital do tronco por meio de sistemas cruzados elípticos.

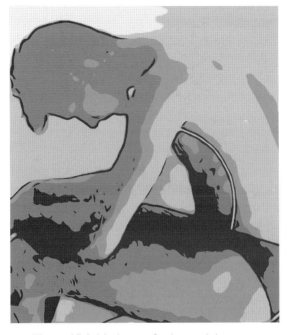

Figura 15.1 Movimento fundamental do tronco.

Piret e Bézièrs descrevem também as linhas de quebra de um enrolamento. Todos somos capazes de fletir o tronco, a grande questão desenvolvida pelas autoras é como fazemos esse enrolamento. Às vezes, somos surpreendidos com pacientes extremamente flexíveis capazes de encostar a mão ao solo, na realização da flexão do tronco, o que pode induzir ao erro de acreditar que esse conjunto posterior descrito por Mézières é flexível o suficiente. Porém as autoras propõem a observar algo de extrema relevância na avaliação do tronco, as linhas de quebra. São nas linhas de quebra que o profissional deve atuar, para a melhora do movimento coordenado.

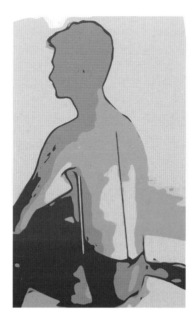

Figura 15.2 Movimento fundamental do tronco.

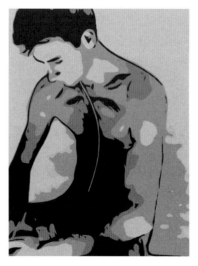

Figura 15.3 Movimento bem coordenado.

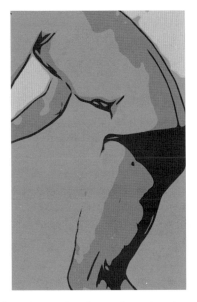

Figura 15.4 Enrolamento coordenado e mal coordenado com linhas de quebra.

Conclusão

Segundo Piret e Bézièrs (1992), nesse caso, o essencial para uma reeducação será dirigido à relação, por meio da qual se descobrirá o corpo em suas sensações coordenadas, com as noções que ele traz, o espaço-tempo que o constroi em uma relação própria e a conquista desse espaço a ser descoberto, que é o outro, nesse jogo de relação.

Piret e Bézièrs foram buscar muitas noções para a criação de seu método na coordenação motora e trouxeram observações valiosas, contribuindo muito para entender melhor a dinâmica corporal. Ampliaram seus estudos para o movimento fundamental, que é esférico, e trouxeram as noções das linhas de quebra do movimento. Juntas com Godelieve, mostraram também a importância da pele para as orientações dos movimentos, além da importância do espaço-tempo para reconstruir a coordenação.

capítulo 16

Philippe Souchard

Também aluno de Madame Mézières, talvez seja quem mais fielmente seguiu seus ensinamentos em princípio. Obviamente, através da evolução dos tempos, seu método também seguiu essas evoluções, de forma morosa, mas seguiu. Lecionou durante dez anos no Centro de Madame Mézières, localizado no sul da França, com a técnica criada em 1947.

Em 1981, criou seu próprio método, intitulado de Reeducação Postural Global. Pouco acrescentou em novidades científicas às cadeias de Mézières, sem nunca citar a similaridade dos métodos, e ceder créditos às observações de 1947 a sua professora. A criação da Reeducação Postural Global (RPG) por esse fato criou um grande mal-estar entre os fisioterapeutas e o meio científico.

Com uma boa técnica e um bom trabalho de *marketing*, explodiu na mesma década, caindo no gosto dos médicos brasileiros.

Philippe Souchard talvez seja o fisioterapeuta francês mais plagiado, existindo diversas vertentes da RPG, adaptada por fisioterapeutas brasileiros. Hoje em dia leciona em mais ou menos quinze países.

Princípios da Reeducação Postural Global (RPG)

Músculos fásicos e tônicos

Philippe Souchard classifica e diferencia os músculos entre os músculos fásicos como sendo cadeias musculares dinâmicas, e os músculos tônicos, como cadeias musculares estáticas. Ele acredita nos músculos produtores dos movimentos fásicos e nos mantenedores da postura ante a lei gravitacional como musculatura tônica.

Françoise Mézières não valorizava tanto a questão do "fortalecimento dos músculos fásicos" – tanto ela quanto Bertherat argumentavam que a força da musculatura fásica/anterior fluiria após ter sido inibido o tônus da musculatura tônica/posterior.

Objetivos e princípios da reeducação postural (global)

- Só as posturas ativas de alongamento podem devolver aos músculos hipertônicos, rígidos e dolorosos, sua força, seu comprimento e sua flexibilidade.
- Faz-se necessário alongar os músculos da estática e os suspensores, encurtando-se os músculos da dinâmica.
- Só as posturas de estiramento progressivo e cada vez mais globais permitem alongar todos os músculos rígidos, assim como reencontrar a retração de origem.

Souchard não acredita em alongamentos de grupos musculares isolados, pois, como sabemos, os músculos estão dispostos em cadeias musculares, logo não faz sentido alongá-los isoladamente. Esse alongamento tiraria o comprimento de alguma outra musculatura da cadeia gerando compensações. Ele defende que o alongamento deva ser feito de forma global, seguindo a natureza da cadeia.

Cada músculo possui diversas funções e realiza várias funções musculares, portanto é necessário alongar o mesmo músculo em todas suas funções simultaneamente.

O princípio da fluagem muscular estabelece que a capacidade de alongamento permanente do músculo é o produto da força do alongamento pelo tempo do alongamento, divididos pelo coeficiente de elasticidade. Portanto, o alongamento de Souchard depende de um tempo mínimo, que é superior aos alongamentos clássicos. Além disso, o aquecimento gerado pelo tempo de manutenção do alongamento aumenta o coeficiente de elasticidade.

Propõe também que os alongamentos da RPG sejam sempre ativos e em excentricidade da musculatura em questão. E, por fim, garante que a respiração é fundamental, por motivos já vistos anteriormente, já que o diafragma e o conjunto dos músculos acessórios da inspiração constituem uma cadeia muscular lordosante, sinérgica de todas as outras cadeias musculares. Além disso, o diafragma, segundo Souchard, trabalha como um músculo esquelético apresentando as mesmas características estruturais, elétricas e funcionais. Assim, também se encurtam causando desequilíbrios estruturais na mecânica respiratória.

Esse alongamento deve ser em relaxamento do diafragma e suas progressões devem ser realizadas em expiração máxima, como o famoso "estufando a barriga", pois só dessa maneira será global. Diferentemente de Madame Mézières, suas posturas, que originalmente foram propostas com retroversão da pelve, na RPG são executadas com a pelve neutra, adaptação feita devido ao avanço dos estudos biomecânicos da pelve.

Ao contrário de outros profissionais do movimento, sobretudo os educadores físicos, esse alongamento deve ser realizado sem aquecimento anterior, pois só assim será verdadeiramente eficaz e global.

Portanto, podemos afirmar que a RPG propõe um alongamento que deve ser feito a frio, de forma excêntrica e global, mantido por longo período e conduzido progressivamente ao avanço da amplitude articular, sem negligenciar a respiração.

A RPG baseia-se em três pilares como princípios fundamentais:

- Individualidade:
    Acredita que cada indivíduo é único, portanto demonstra reações diferentes ao tratamento.
- Causalidade:
    A verdadeira causa do problema pode estar distante do sintoma apresentado (causa/consequência).
- Globalidade:
    Deve-se tratar o corpo como um todo, a fim de reconhecermos a responsabilidade das retrações musculares nas doenças musculoesqueléticas.

A RPG acredita que a função estática dos músculos, que se contraem permanentemente, pode encurtar-se por quase nunca utilizar de sua potencialidade, contração-relaxamento, perdendo assim sua elasticidade, interferindo na flexibilidade corporal, bloqueando os movimentos, que a longo prazo provocarão a deformação corporal e dor.

A RPG utiliza-se do alongamento muscular ativo, procurando alongar em conjunto os músculos estáticos antigravitários, os rotadores internos e os inspiratórios. Trata-se ainda de uma técnica de energia muscular que busca a inibição recíproca, com os seguintes objetivos:

- Estimular a descarga dos órgãos tendinosos de Golgi, objetivando um relaxamento por inibição recíproca, pós-isometria do músculo tratado.
- Minimizar o tremor muscular.
- Permitir que o paciente permaneça mais tempo na postura.

A RPG busca o alinhamento corporal ideal proposto por Souchard. Em uma vista anterior, essa linha de alinhamento deve passar pelo centro do osso frontal, osso nasal, centro do osso hioide, centro da fúrcula esternal, no processo xifoide, na linha alba, na cicatriz umbilical, na sínfise púbica, entre os côndilos mediais e também nos maléolos mediais.

Em vista posterior, a linha de referência deve passar na protuberância occipital externa, em todos os processos espinhosos da coluna vertebral, na prega interglútea, entre os côndilos mediais do joelho e também entre os côndilos mediais fibulares.

O alinhamento ideal de perfil passa ligeiramente posterior ao ápice da sutura coronal, no lóbulo da orelha, através da maioria dos corpos vertebrais cervicais, da articulação glenoumeral e dos corpos das vértebras lombares. Ligeiramente posterior ao centro da articulação do quadril, sobre o trocanter maior do fêmur, ligeiramente anterior ao centro da articulação do joelho, sobre a articulação calcaneocuboide, e ao maléolo lateral.

Biomecânica das cadeias da RPG

A biomecânica das cadeias da RPG é descrita com duas possibilidades:

- Linha gravitária posterior – sacro horizontalizado, rotação externa de quadril, pelve antevertida e larga, joelhos valgos, hiperlordose diafragmática e curvas sagitais aumentadas.
- Linha gravitária anterior – sacro verticalizado, rotação interna de quadril, pelve retrovertida e estreita, joelhos varos, lordose em L4-L5.

Os tratamentos são individuais e duram cerca de 1 hora, podendo ser praticados para prevenção e manutenção por meio das autoposturas. Hoje em dia existem diversos artigos científicos comprovando a eficácia do método.

Cadeias da RPG

- Cadeia inspiratória – os músculos da cadeia inspiratória são os escalenos, peitoral menor, intercostais externos e diafragma, em que se consideram todos seus pilares de inserção.
- Cadeia superior da cintura escapular.
- Cadeia anterointerna do ombro.
- Cadeia anterior do membro superior.
- Cadeia lateral do membro inferior.
- Cadeia anteromediana do quadril.
- Cadeia mestra posterior.
- Cadeia mestra anterior.

Hoje em dia sabemos que, em função de vários artigos e algumas mudanças biomecânicas, com a comprovação de outros métodos eficazes suas cadeias evoluíram e hoje são compostas por mais cadeias, incluindo o tratamento visceral e cranial.

No Brasil, a popularização do método muito prejudicou o fundamento inicial da técnica proposta por Souchard, pois muitos fisioterapeutas que fizeram suas formações com ele, depois de um contratempo existido entre o Souchard e o Crefito, passaram a ensinar sua técnica livremente. Algumas linhas de RPG, por exemplo, citam ainda manobras de correção articular, pompages, massagens profundas e traços miofasciais posteriores de tronco. Todas essas manobras citadas acima se encontram facilmente em literaturas de Marcel Bienfait, Thérèse Bertherat, Piret, Maitland, Mulligan, massagem reflexa, entre outros.

Fluagem

Os materiais elastoplásticos são representados por ensaios de tração para identificar um modelo matemático de comportamento elástico material, que é a capacidade de alongamento produzido pelo tempo, dividido pelo coeficiente de elasticidade.

Neste estudo realizado em uma liga de alumínio, em vários testes com carga axial monotonizada crescente e com a velocidade de deformação controlada (E-cte). O resultado que se observa na inclinação da segunda curva é sempre positiva, com velocidade controlada (lenta), mas poderia ser negativa quando se impõe em uma velocidade constante e intermitente. Logo, a RPG refere-se à velocidade de progressão de as posturas serem feitas de forma lenta, pois, segundo o estudo, se a tensão é mantida constante por tempo prolongado, a deformação do músculo é maior. Conhecido como fenômeno de Creep, se a deformação for mantida de forma constante se observa a relaxação ou redução das tensões com o tempo.

Por isso, Souchard defende que suas posturas devam ser prolongadas, porque, além do que se diz na lei da fluagem, as posturas prolongadas levam à fadiga dos músculos e à diminuição da descarga fusal sobre os músculos, acreditando que assim seu resultado quanto ao alongamento será mais efetivo.

Obviamente não temos certeza se o músculo vivo se comportaria da mesma maneira, até porque as experiências de fluagem são realizadas em baixíssimas temperaturas.

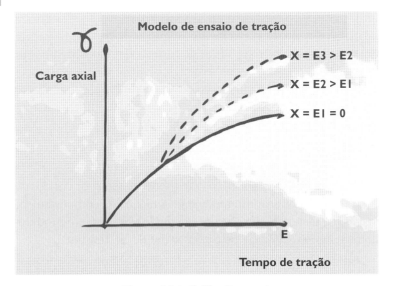

Figura 16.1 Gráfico fluagem 1.

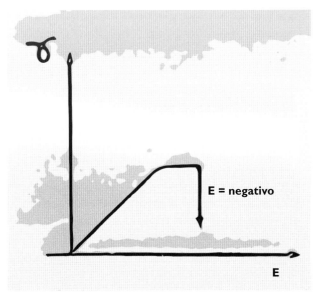

Figura 16.2 Gráfico fluagem 2.

Conclusão

Confesso que não fiz minha formação de RPG com Souchard, pois minha turma foi a primeira que se formou logo após seu contratempo com o Crefito, minha frustração foi enorme, pois estava na fila de espera para a formação há dois anos, sim essa era a lista de espera nos anos 1990 para a formação em RPG, e sem uma segunda opção o realizei com outros professores. Durante dez anos da minha carreira trabalhei muito com o método e me decepcionei por diversas vezes, talvez por ter feito a formação paralela, quem sabe?

O que observo na RPG é que funciona muito bem em casos de tensão que estão instalados na cadeia posterior e/ou nos rotadores internos. Quando a disfunção é gerada nessa cadeia que Souchard classifica como a principal, o tratamento segue a lógica da formação da patologia e, portanto, os resultados são bem eficazes. Mesmo sendo um método que gere mais tensão para colher os frutos do relaxamento como resultado, porém quando a origem do problema não está localizada na lógica da sua principal cadeia, os resultados obtidos não são os mesmos. Além disso, o método não é bem tolerado por idosos, pacientes com fibromialgia, labirintite e crianças.

capítulo 17

Léopold Busquet

Para Léopold Busquet, as cadeias musculares são as grandes responsáveis para uma boa relação articular e o equilíbrio das tensões aplicadas a essas cadeias. Se modificamos esses vetores de forças, o corpo é capaz de alterar todas suas forças estabilizadoras, gerando alterações nessa boa relação articular, comprometendo sua amplitude de movimento e sua boa relação com a estática.

O homem em bipedestação deve estar pronto para realizar suas necessidades de vida diária, lutando sempre contra a gravidade. Os músculos permitem essa harmonia em um corpo são, já a coordenação satisfatória geral do corpo é permitida pelas fáscias.

A fáscia envolve todas as estruturas conjuntivas superficialmente por meio de suas várias ramificações e engendra no plano profundo das estruturas até a membrana celular, sem perder sua continuidade, sendo a única e grande responsável pela ideia da globalidade corporal.

Para Busquet, as fáscias ligam as vísceras ao sistema musculoesquelético, e elas não permitem ser alongadas, mas sim relaxadas. Assim uma disfunção musculoesquelética comprometerá algumas funções viscerais, ou vice-versa, o que ele denomina da relação contentor (músculos, articulações e ossos)-conteúdo (vísceras e tensões cranianas).

Os músculos são envolvidos por bainhas e para Busquet trabalham a serviço da fáscia. Todo tratamento proposto por meio das cadeias fisiológicas de Léopold Busquet é realizado sobre o envoltório fascial.

Unidades funcionais

Busquet descreve que possuímos três unidades funcionais que devem ter o poder de autogerenciamento individual e são elas:

Cabeça – protege o cérebro e, seguindo a proposta de Sutherland, possui seu próprio diafragma, o diafragma craniano, sendo o osso vômer seu distribuidor de forças.

Tórax – protege o pulmão, coração, fígado e rins, que são órgãos com ligação estrita ao músculo diafragma, tanto discutido por Mézières. A distribuição de tensão é realizada pelo apêndice xifoide.

Pelve – protege os órgãos genitais e possui o diafragma pelviano, sendo pelo cóccix que as forças se distribuem.

A principal função desses três diafragmas é permitir a sincronicidade do ritmo de seus movimentos, harmonizando as três esferas corporais em um corpo são, mas principalmente a capacidade de se autogerir caso um dos diafragmas apresente seu ritmo bloqueado por alguma tensão. Esse autogerenciamento das esferas permite que o corpo continue funcionando, mesmo que precariamente, e um dos diafragmas apresente alguma alteração.

Cadeias de Léopold Busquet

Cadeia de flexão – são divididas em duas, direita e esquerda. É formada pelos intercostais médios, reto abdominal e músculos do períneo. Sua ligação com a cintura escapular é dada pelos seguintes músculos: transverso do tórax, peitoral menor e trapézio inferior. Já sua ligação com o membro superior é dada pelo peitoral maior e romboide maior.

Cadeia de extensão – também dividida em direita e esquerda. É constituída no plano profundo pelo transverso espinhoso, supracostal, espinhais, grande dorsal, iliocostal e quadrado lombar. No plano médio, pelo serrátil posterior superior e inferior. Sua ligação com a cintura escapular se faz por meio do trapézio inferior, e com o membro superior por meio do redondo maior.

Essas duas cadeias retas do tronco são responsáveis pela flexão e extensão do tronco. A cadeia de flexão executa o movimento, e a cadeia de extensão o equilibra, modulando os movimentos da cadeia de flexão em excentricidade. As duas cadeias ligam-se por meio do sacro.

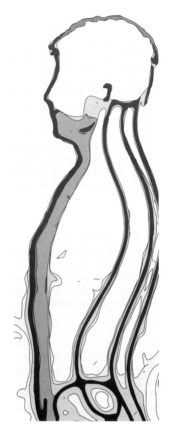

Figura 17.1 Cadeia de flexão 1.

Caso a cadeia de flexão esteja encurtada ou tensionada, a postura adotada pelo indivíduo será a de enrolamento. Ao contrário, se a cadeia de extensão estiver sob tensão favorecerá a uma postura em extensão. Caso as duas estejam comprometidas, ocorrerá aumento nas curvaturas lombares e cervicais.

A ação da cadeia de flexão direita e esquerda em conjunto gera a inclinação do tronco à direita. Já as duas cadeias de extensão esquerda em conjunto geram a inclinação do tronco à esquerda.

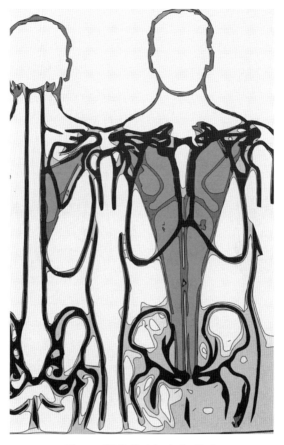

Figura 17.2 Cadeia de flexão 2.

Cadeia estática posterior – é única. Segundo Busquet, o equilíbrio estático é baseado em um desequilíbrio anterior, basta observar que a linha gravitacional passa à frente dos maléolos e da cabeça, logo fica fácil se chegar à conclusão do porquê dos músculos posteriores estarem sempre em tensão, com esse excesso de trabalho. Partindo dessa observação, Busquet foi buscar na anatomia a resposta para esse desperdício de energia corporal, desobedecendo, assim, as leis do conforto e economia. Percebeu

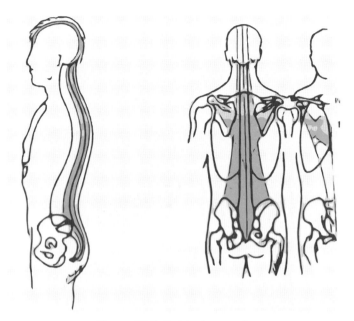

Figura 17.3 Cadeia de extensão.

então a genialidade da engenharia corporal e deparou-se e atentou-se que os músculos posteriores são músculos formados de muita aponeurose, criando assim a cadeia estática posterior. Entendeu que esse desequilíbrio anterior é suportado pelas potentes fáscias posteriores, junto com as aponeuroses dorsal e lombar, sem desrespeitar a lei da economia corporal.

Segundo Busquet, a estática equilibrada depende de quatro fatores: o esqueleto, as fáscias (sobretudo a cadeia fascial posterior), a pressão intratorácica e a pressão intra-abdominal.

Busquet coloca os músculos em segundo plano, os quais citamos anteriormente, que são trabalhadores sob o comando de outras estruturas, como, por exemplo, as pressões internas.

Busquet compara o corpo a um boneco inflável que, se não possuir nenhuma tensão nas cadeias musculares e se as pressões internas estiverem equilibradas com seus três diafragmas (craniano, abdominal e perineal) e trabalhando em um mesmo ritmo, se inflará como um boneco.

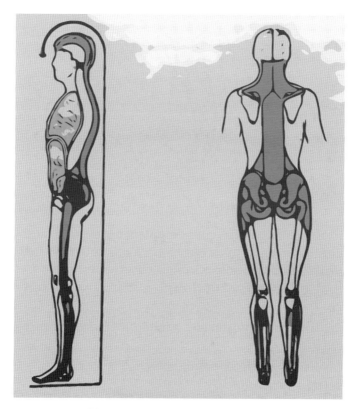

Figura 17.4 Cadeia estática posterior.

Acredita-se ainda que os músculos posteriores estejam suscetíveis a excesso de trabalho e, portanto, fadigados, não fortes demais como descrevem os outros autores.

Cadeias cruzadas anteriores – são compostas pelos músculos oblíquo menor esquerdo, intercostais internos esquerdos, oblíquo maior direito, intercostais esternos direitos, serrátil anterior direito, romboide direito, peitoral maior direito, redondo maior direito.

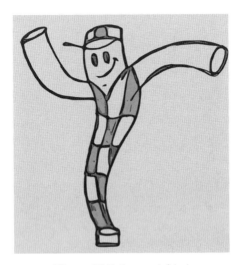

Figura 17.5 Boneco inflável.

Existem duas cadeias cruzadas anteriores: a direita que liga a hemipelve direita ao tórax esquerdo e a cadeia cruzada anterior esquerda ligando a hemipelve esquerda ao tórax direito.

A cadeia cruzada anterior direita leva o ombro esquerdo e a hemipelve direita em aproximação. Já a cadeia cruzada anterior esquerda leva o ombro direito e a hemipelve esquerda em aproximação.

As cadeias cruzadas estão ligadas à dinâmica do tronco nos três planos: torção, flexão e rotação.

Cadeias cruzadas posteriores – formam-se pelos seguintes músculos: quadrado lombar esquerdo, fibras iliolombares esquerdas, feixe iliolombar esquerdo, massa comum, quadrado lombar direito, fibras costolombares direitas, serrátil posteroinferior direito, intercostais correspondentes.

Sua ligação com a cintura escapular se faz por meio do trapézio inferior direito à escápula, peitoral menor direito à escápula, transverso do tórax direito ao esterno, grande dorsal e peitoral maior ao úmero.

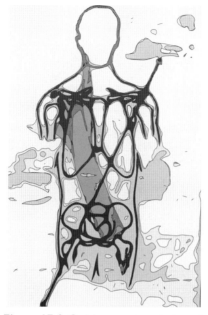

Figura 17.6 Cadeias cruzadas anteriores 1.

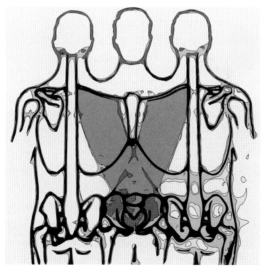

Figura 17.7 Cadeias cruzadas anteriores 2.

Também são duas as cadeias cruzadas posteriores: a direita, ligando a hemipelve direita posteriormente ao tórax esquerdo e a esquerda que liga a hemipelve esquerda ao tórax direito. São responsáveis por levar a hemipelve e o ombro ao encontro posteriormente.

O ponto de torção se dá na altura do umbigo das cadeias cruzadas anteriores e em L3 tratando-se das cadeias cruzadas posteriores.

As cadeias cruzadas posteriores possuem continuidade com as cadeias cruzadas anteriores e vice-versa. Ou seja, a cadeia cruzada anterior esquerda tem continuidade com a cadeia cruzada posterior esquerda. A ação conjunta dessas duas cadeias gera a translação do tronco à esquerda. O hemicorpo direito também respeita essa continuidade, sendo que a cadeia cruzada anterior direita segue até a cadeia cruzada posterior direita. Em sua ação conjunta, as duas cadeias produzem a translação do tronco à direita.

Já a cadeia cruzada anterior direita e a cruzada posterior esquerda, em conjunto, geram a rotação do tronco à direita, enquanto a cadeia cruzada anterior esquerda gera a cadeia cruzada posterior direita, e juntas realizam a rotação do tronco à esquerda.

Cadeia visceral – por meio de muito estudo anatômico, Busquet trouxe para as suas cadeias a visceral, a qual compreende todo o peritônio, o envoltório de todas as vísceras e órgãos abdominais e da pelve menor. Além das pleuras pulmonares.

Existem dois peritônios: o parietal, que está em contato com os músculos e suas fáscias, e o visceral, que está em contato com as vísceras e órgãos. Essa mesma disposição acontece com as pleuras pulmonares.

Como Léopold Busquet defende o sistema contentor-conteúdo, imagine o que acontecerá com a musculatura do reto abdominal no caso de gastrite, na fase aguda da inflamação do estômago. O órgão aumenta de volume gerando congestão abdominal, desprogramando (relaxando) os músculos da cadeia de flexão, na altura do estômago. Logo, os retos perdem sua eficácia para diminuir a pressão sobre o estômago gerando, assim, conforto para o indivíduo.

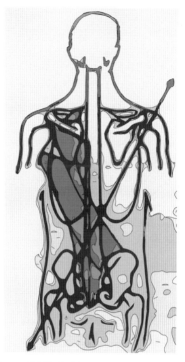

Figura 17.8 Cadeias cruzadas posteriores.

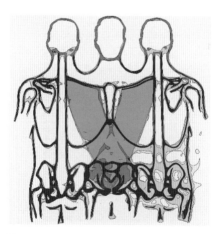

Figura 17.9 Cadeias cruzadas posteriores 2.

Léopold Busquet

Em outro exemplo, o indivíduo sofreu trauma sobre o rim direito e o perdeu em cirurgia devido ao trauma. Essa cirurgia gerará aderências e um processo de retração sobre a cadeia cruzada posterior direita, logo essa cadeia estará superprogramada por essa tensão aumentada, transmitida através da cicatriz gerada e a ausência do órgão.

Logo, as cadeias musculares podem estar superprogramadas em casos de retrações viscerais, ou desprogramadas nos casos de congestões viscerais. Ou seja, o sistema contentor trabalha em função da harmonia do sistema conteúdo. Claro que essa cadeia é muito mais complexa do que a descrita aqui, mas daí está a síntese do pensamento de Léopold Busquet.

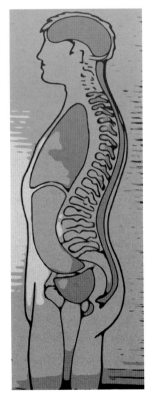

Figura 17.10 Cadeia visceral.

O método de Busquet é composto por nove cadeias:

- Cadeia de flexão.
- Cadeia de extensão.
- Cadeia cruzada anterior direita.
- Cadeia cruzada anterior esquerda.
- Cadeia cruzada posterior direita.
- Cadeia cruzada posterior esquerda.
- Cadeia estática.
- Cadeia visceral.
- Cadeia neuromeníngea.

Conclusão

Léopold Busquet foi muito feliz na criação de seu método, buscando influências em vários outros autores como: Piret, Mézières, Bézièrs, Sutherland, entre outros. Foi brilhante em buscar suas influências e construir seu método de forma muito eficaz. Simplificou muito a Osteopatia e com seu método se obtêm excelentes resultados em trabalhos aplicados. Sem dúvida, entre todos os métodos apresentados anteriormente, o de Busquet é o mais completo e lógico.

Busquet desenvolveu várias manobras e posturas viscerais e musculares, já que seu método se baseia na relação contentor-conteúdo. Acredita-se que em um corpo são a função governa a estrutura e em um corpo patológico a estrutura se deforma, passando a governar a função.

Seu método trabalha com o relaxamento das tensões, pois também acredita que um corpo sem tensões volta à homeostasia, sendo muito bem tolerado pelos pacientes em geral, tendo como pacientes até recém-nascidos.

Seu método funciona muito bem nas retrações viscerais, porém nas congestões pouco pode ajudar.

capítulo 18

O Futuro das
Cadeias Musculares

Será que já desvendamos todos os mistérios do complexo sistema musculoesquelético e neural? Tenho certeza que não, todos os métodos citados anteriormente têm seus prós e contras, são eficazes quando bem aplicados, mas ainda não encontramos os resultados esperados para todos os casos. Com certeza, esses resultados, algumas vezes, ainda são frustrantes. Quem de nós não consegue vencer a luta contínua que temos contra algumas escolioses? Muitas dúvidas ainda circundam nossa mente, mas felizmente a ciência caminha sem parar.

Para tanto, devo citar a importância de todos os pesquisadores apaixonados e obstinados por essas respostas, entre eles não posso deixar de citar o Doutor Leonardo Machado, que lecionou o método Busquet durante treze anos e agora segue com suas linhas de pesquisas por outros caminhos.

Leonardo Machado acabou de criar o conceito *Sin*, onde busca um sistema integrado de saúde, acreditando que várias especialidades, como odontológicas, oftalmológicas e nutricionais, estão mais interligadas do que imaginávamos em nossa profissão. Defende que essa visão de integração proposta por outros métodos deve ser realizada na prática, pois de fato não conseguiu sair do modo teórico ainda.

Além disso, preocupa-se com a qualidade do movimento, e não somente com sua quantidade, tendo sua abordagem principal, não sobre as vísceras, mas sobre o envoltório visceral, o que me parece bem lógico, já que todas as tensões são distribuídas e transmitidas de forma equilibrada por todo o compartimento visceral.

No conceito *Sin*, Leonardo Machado tem direcionado suas pesquisas junto a ortodontistas, oftalmologistas e outros profissionais da saúde, obtendo resultados assustadores, sobretudo com relação aos dentes. O conceito *Sin* acaba de nascer, mas com resultados quantitativos, através de dados comprobatórios estimulantes.

Assim como Leonardo Machado e todos os autores citados anteriormente, muitos cientistas seguem em suas pesquisas na busca da verdade. É a ciência que segue.

capítulo 19

Joseph Pilates

Vanessa Romo

CAPÍTULO 19

Quando ainda era uma jovem acadêmica costumava dizer em uma semana de provas que não via a hora daquilo acabar, tola e imatura, mal eu sabia que a pior cobrança vem da própria consciência quando fazemos algo que amamos e percebemos que aquele algo está indo por um caminho sinuoso e nada podemos fazer.

Logo as cadeias propostas anteriormente e toda essa revisão histórica sobre os principais autores da fisioterapia, em parte, vieram da minha busca interna de encontrar o elo perdido por muitos fisioterapeutas brasileiros quando falamos em Pilates. Apesar de Joseph Pilates não ter proposto um trabalho de cadeias específico, já propunha um trabalho globalizado para todo o corpo. Mais madura aprendi muito, mas não desconfiava que minhas preocupações quanto ao Pilates que vem sendo praticado no Brasil já atravessavam o Atlântico, e que a resposta para as minhas questões viria por meio da espanhola Vanessa Romo, nada mais respeitável então entregar o capítulo de Joseph Pilates às palavras de Vanessa.

Gostaria de destacar antes a importância do Pilates, pois, como vimos anteriormente, todos os métodos citados trabalham no relaxamento das tensões, acreditando que, quando o paciente está livre delas, o corpo volta à homeostasia. Gostaria de questionar a que tipo de homeostasia, será que após um longo processo álgico de lombalgia, não se perdem fibras musculares? Não se perde força? A homeostasia de um atleta, com relação à força muscular, será a mesma de uma senhora sedentária? Será que não precisamos de nenhum método de reconstrução corporal e proprioceptiva?

Minha resposta a todas essas questões é simples e direta, sim precisamos fortalecer um corpo fragilizado após atravessar por um longo período álgico. Entre as diversas técnicas de fortalecimento, temos à disposição o Pilates. Segue as palavras de Vanessa Romo.

Pilates tradicional

Quem foi Joseph Pilates?

Joseph Hubertus Pilates criou a "Arte da Contrologia", que agora é chamado o método de Pilates. Ele nasceu na Alemanha em 1880, Pilates foi uma criança frágil e enfermiça. Ele começou cedo a trabalhar fortalecendo seu próprio corpo de dentro para fora, por meio do estudo de boxe, esqui, ginástica, ioga, musculação, entre outros. Aos 14 anos ele posava para mapas de anatomia.

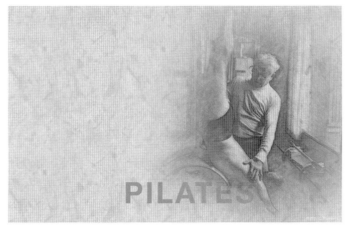

Figura 19.1 Joseph Hubertus Pilates.

Em 1912, ele foi à Inglaterra para se formar como boxeador. Encontrou emprego como ator de circo e como especialista em autodefesa para os detetives da Scotland Yard. Com a explosão da Primeira Guerra Mundial, foi confinado em um campo de trabalho da ilha Man. Estando lá, Pilates começou a experimentar molas de cama, fixando-as em camas de hospital na tentativa de reabilitar os feridos pela guerra. Os pacientes foram capazes de aplicar movimento e resistência aos seus músculos, enquanto ainda estavam de cama, e Pilates descobriu que isso acelerava a recuperação.

Quando voltou à Alemanha depois da guerra, solicitaram sua ajuda para o treinamento do exército alemão. No entanto, o ambiente político não lhe agradava e ele foi para a América. No barco conheceu Clara, que se tornou a segunda esposa (não se sabe realmente da informação sobre sua primeira esposa). Eles residiram em Nova York e abriram um estúdio de Pilates original em 1923. Após a morte de Joseph Pilates, em 1967, com a idade de 86 anos, sua esposa, Clara Pilates, continuou ensinando no estúdio até sua morte.

Joseph Pilates descreve a Contrologia como a coordenação completa de corpo, mente e espírito. Com a Contrologia se adquire primeiro um controle completo sobre seu próprio corpo e então, com a repetição correta de seus exercícios, obtém-se de modo gradual e progressivo o ritmo e a coordenação que são naturais, próprios de todas as atividades inconscientes.

Agora que já sabemos um pouco mais sobre o criador e mestre de todos os que dedicamos a esta arte, tentarei trazer ao leitor baseando-me em suas próprias palavras, o que o método pode chegar a ofertar e em que consiste.

O método Pilates promove um equilíbrio musculoesquelético, respiração adequada e alinhamento da coluna vertebral. Os exercícios combinam o controle da musculatura abdominal, facilidade de movimentos e enfoque mental. Joseph Pilates salientava que o enfoque devolvia o corpo ao seu verdadeiro equilíbrio.

Frases como "resolver as doenças humanas com métodos de prevenção e correção, em vez de métodos de cura. Isso é o que faz meu método".

O método Pilates não está focado na cura e sim na prevenção. Por meio do movimento controlado e fluído do corpo, gradualmente se recuperarão o tônus muscular, a elasticidade e flexibilidade, a força e resistência. Em suma, os equilíbrios físico e mental.

Os resultados desta disciplina em todo o corpo serão:

- Resistência.

- Eficiência de movimento.
- Coordenação.
- Força.
- Amplitude total de movimento.
- Fluidez.
- Rejuvenescimento.
- Consciência corporal.
- Melhora postural.
- Estabilidades física e mental.

Máquinas de Pilates

Joseph Pilates, ademais dos trinta e quatro exercícios básicos de solo ou esteira, criou algumas máquinas, que são conhecidas pelos nomes: *Reformer*, *Cadillac*, *High Chair*, *Spine Corrector*, *Barrell* e *Ped-O-Pul*. Tanto no solo como nas máquinas, os exercícios estão separados pelos níveis que antes comentei.

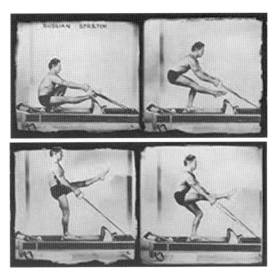

Figura 19.2 *Reformer.*

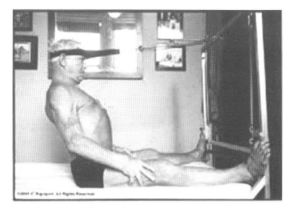

Figura 19.3 *Cadillac.*

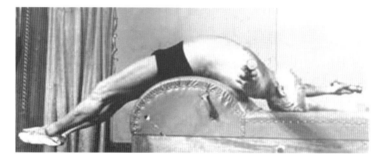

Figura 19.4 *Spine Corrector.*

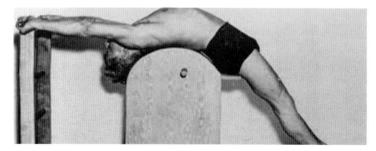

Figura 19.5 *Barrell.*

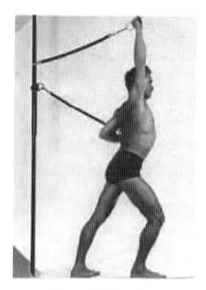

Figura 19.6 Ped-O-Pul.

Conhecer a base de Pilates é primordial para aproveitar a técnica.

A técnica está dividida em três níveis.

- **Iniciante ou *Beginner System***

    Nesse nível vamos aprender a trabalhar o *Primer Power House* e os princípios básicos.

    Esteira – consiste de 9 exercícios, duração aproximada de 10/15 minutos.

    Reformer – 19 exercícios para realizar em 20/25 minutos.

    Cadillac – 3 exercícios, 10 minutos junto com *High Chair*.

    High Chair – 4 exercícios e finalização em pé na parede, em 5 minutos.

O objetivo é treinar o aluno até que possa executar todo o sistema de exercícios (em alguns casos isso nunca sucederá pela gravidade de suas limitações). Se necessário, serão feitas modificações. O ideal é que o aluno execute e o professor transmita verbalmente no tempo estimado. Para conseguir isso, devemos trabalhar de menos a mais cada um dos exercícios indicados até conseguir soltura. Às vezes é o professor e não o aluno que está tão entediado e não segue como sistema de trabalho. Porém, se o professor marca como objetivo que o grupo faça a tabela inteira, verá que consegue um resultado muito bom. Uma vez que consegue isso, pode passar ao nível intermediário e não antes.

- **Intermediário ou *Intermediate System***

    Neste ciclo o primeiro *Power House* ajudará a entender e trabalhar o segundo, com os princípios básicos já incorporados.

    Esteira – 22 exercícios, 10/15 minutos.

    Reformer – 22 exercícios, 20/25 minutos.

    Barrell – 1 exercício.

    Cadillac – 11 exercícios. 10 minutos junto com o *High Chair*.

    High Chair – 6 exercícios. Também podemos terminar na parede.

Chegando aqui, os alunos conhecem a perfeição da técnica, e os exercícios se desenvolvem com fluidez em todos os aparelhos. Controlado todos os princípios básicos e dos seus dois *Power House*, sabem quais são suas limitações e podem fazer suas próprias modificações caso necessário. São poucos os alunos que passam desse nível ao próximo. Às vezes podemos colocar algum exercício solto avançado, mas o normal é trabalhar os intermediários, que já são bem exigentes.

- **Avançado ou *Advanced***

    Encontramo-nos no nível mais exigente de Pilates, aqui já temos que controlar perfeitamente nosso corpo. O primeiro e o segundo *Power House* estarão totalmente ativos e trabalhando com todos os princípios básicos.

Mat – 34 exercícios, 15 minutos.

Reformer (neste nível os alunos têm que conhecer a quantidade de molas com as que vão trabalhar cada exercício) – 32 exercícios, 25 minutos.

Cadillac – 2 exercícios. Utilizaremos o tempo restante nas três últimas máquinas.

Spinner Corrector – 2 exercícios.

Ped-O-Pul (estribos com molas do *Cadillac*, de pé no solo) – 3 exercícios. Podemos terminar na parede.

Se prestarem atenção, estamos falando de fazer 73 exercícios em 55 minutos, com o controle máximo do corpo e mente. O aluno avançado sabe o nome de todos os exercícios e ficará diretamente na postura de início, sem necessidade de controle verbal. O professor dirá o nome do exercício e se encarregará dos tempos e correções verbais e táteis. Será o que marca o compasso, o que dirige a coreografia. Assistir uma classe avançada é uma das coisas mais bonitas que vi, é perfeito. Mágico. Nesse nível, o método Pilates será a forma de vida dessas pessoas e seus corpos estarão totalmente transformados. A respiração e *Power House* serão o normal para elas, sendo difícil se moverem de outra forma.

Espero ter esclarecido o que é um verdadeiro nível avançado de Pilates. Não são raras as vezes que encontro em minhas formações de Pilates Aéreo com alunos que me dizem que eles praticam Pilates Avançado. Nos meus cursos vou analisando individualmente o aluno, fazendo um exercício para ver como ele se move, conhecer suas limitações etc. Em uma dessas ocasiões encontrei uma aluna "avançada de Pilates", coloquei-me a trabalhar com ela o exercício *Hundred*, que é um exercício básico, mas puxadíssimo quando executado corretamente. Quando terminamos ela me disse entre risos: "Agora sei a diferença entre iniciante, intermediário e avançado. Definitivamente sou iniciante!" Rimos muito, foi divertido e o melhor é que humildemente entendeu. Se entrarmos no jogo de fazer o mais difícil, ainda teremos de sair da técnica de Pilates. Em nossas mãos fará um Pilates de qualidade.

A união do trabalho de solo pélvico e abdominal com o respiratório nos fará ativar o primeiro *Power House* (nível iniciante, o *Beginner*). O assoalho pélvico será essencial para a ativação do transverso. Para mim, a forma mais simples de ativá-lo é por meio do levantador do ânus, musculatura que se ativa quando temos necessidade de defecar, soltar gases etc. Aguentar a vontade de ir ao banheiro é algo bem conhecido por todos e mais fácil de entender para os homens o clássico "aguenta a vontade de urinar". Se trabalharmos em profundidade o solo pélvico, podemos sentir a tração dele até a coluna lombar, como se os "genitais quisessem se unir ao ânus". Um erro muito comum é acreditar que para ativar o levantador do ânus é necessário contrair os glúteos e não é assim. O levantador do ânus é uma coisa e os glúteos é outra. Para ativar o solo pélvico, não é necessário contrair os glúteos, ao contrário, pode ter os glúteos contraídos e o assoalho pélvico inativo. Todo movimento partirá da ativação do solo pélvico até conectar com o transverso abdominal, da musculatura mais profunda até a superficial.

A respiração tridimensional (peitoral, costal e dorsal) será imprescindível para continuar com essa conexão, pois terá que forçar no superficial, exatamente como estamos acostumados. Inalar tudo que seja possível e exalar espremendo os pulmões como se fossem uma laranja é o que nos levará a sentir o transverso.

Quando temos o controle do primeiro *Power House*, o que pode levar bastante tempo, é hora de passar ao segundo.

Na cintura escapular encontramos o segundo *Power House*. Entende-se que para trabalhar essa parte é porque estamos no nível intermediário e controlamos perfeitamente o primeiro *Power House*, do contrário não conseguiremos efetuar os exercícios de forma segura, pois requer maior precisão.

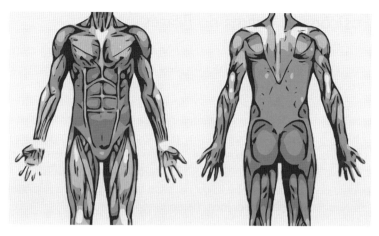

Figura 19.7 Primeiro *Power House*.

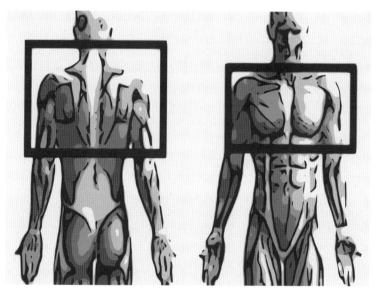

Figura 19.8 Segundo *Power House*.

Posições da coluna no Pilates

Um dos nossos objetivos é saber qual é e como trabalhar a coluna em neutra. A coluna em neutra ideal estará formada pela cervical lordótica em neutra, dorsal cifótica neutra e lombar lordótica em neutra. Se deitarmos em supino, devemos sentir a base do crânio, a coluna dorsal, costelas flutuantes e a base do sacro no solo. Isso é o ideal, mas não o normal. O que podemos fazer é nos aproximar à medida do possível a esse ideal, fazendo os exercícios pertinentes que leve a consegui-los. Assim podemos começar o caminho até a coluna em neutra personalizada em cada um de nós. Para isso precisaremos flexibilizar a coluna, flexionando, estendendo e girando.

Conseguir fazer os exercícios com a pelve em neutra maltratando as colunas dorsal e cervical não tem lógica. Como comentei, temos que partir da coluna em neutra de cada indivíduo. Podemos denominar como em "neutra individual". Imaginamos uma retificação dorsal. Em sua "neutra individual" é provável que para poder aproximar as costelas flutuantes ao solo não possa apoiar completamente o sacro. Se insistirmos, a cervical sofrerá. Vejamos a coluna em seu conjunto. Podemos começar a colocar do centro para fora. Ao estabilizar a pelve podemos observar como se ajustam a dorsal e a cervical. Uma vez que conseguimos a coluna vertebral em "neutra individual" com que o aluno se sinta confortável trabalhando, podemos começar com os exercícios. Insisto que o exercício mais fácil de Pilates pode ser o mais complexo da sua vida se o fizer corretamente.

A pelve em neutra é uma evolução maravilhosa que particularmente me ajudou muito a fortalecer as musculaturas paravertebral e lombar. É uma posição pélvica básica na minha técnica, mas considero que os profissionais de Pilates geralmente não a utilizam com a atenção necessária.

Coluna lombar

Por outro lado, a coluna lombar também oferece a opção de flexionar e estender, entre outros movimentos. Fazer uma retroversão total da pelve é o que chamamos de *imprint* no Pilates.

Fazer leve retroversão pélvica provoca uma retificação lombar sutil, enquanto fazer um *imprint* retifica totalmente a coluna lombar e no meu ponto de vista a submetemos a uma pressão desnecessária. Em trabalho de cadeia cinética fechada, uma leve retroversão pode ser suficiente para não forçar tanto a lombar. Mas se utilizamos o *imprint*, centralizaremos o ponto máximo de apoio a essa região, inutilizando a musculatura paravertebral. Uma pessoa com alguma doença lombar, como é o meu caso, pode descrever bem essa sensação. Quando comecei a praticar Pilates, fazia em *imprint* e tinha lombalgias frequentes. Depois comecei a "soltar" a pelve, segurá-la de outros pontos e é certo que não aguentava muitas repetições, mas por outro lado consegui em pouco tempo mais estabilidade lombopélvica e sem dor.

Em cadeia cinética fechada em alunos iniciantes/intermediários/avançados, aposto pela pelve em neutra individual. Sempre respeitando o resto da coluna.

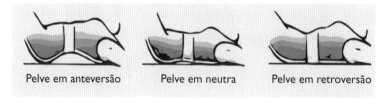

Figura 19.9 Pelve em anteversão, pelve em neutra e pelve em retroversão.

Coluna cervical em neutra

A base do crânio em contato com o solo é o que indica que estamos próximos à cervical em neutra, mas, assim como a pelve, temos que encontrar a neutra ideal, que pode ser um pouco mais acima ou abaixo. Uma vez que encontramos a posição correta, utilizaremos como ponto de partida para a flexão e a extensão. A flexão cervical será um leve movimento em direção ao tronco, e a extensão, outro movimento sutil em sentido contrário, mas o centro sempre será o ponto de partida. Não concordo com os comandos verbais, como queixo ao peito. Queixo ao peito é igual à hiperflexão, ou "retifica a cervical, por favor". Podemos dizer alonga o pescoço por trás. Se não trabalhamos, hiperflexionando a lombar, por que o faremos com a cervical? As duas são curvaturas lordóticas e necessitam de fortalecimento em neutra. Também seria em neutra como deveríamos colocá-la no dia a dia. É importante que durante os exercícios estejamos conscientes do que está acontecendo na cervical e acostumar para que volte a ser como foi um dia: em neutra!

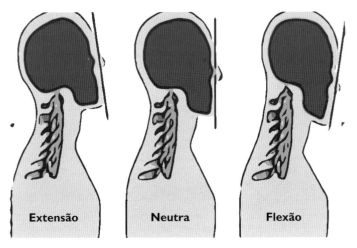

Figura 19.10 Extensão, neutra e flexão.

Coluna dorsal em neutra

Sempre escutamos que se deve estabilizar as escápulas, mas nem sempre sabemos o que significa isso exatamente. Estabilizar a cintura escapular quer dizer deixar as escápulas alinhadas com a coluna dorsal ou com a caixa torácica, para que vejamos a dorsal totalmente alinhada, desde uma lateral, respeitando a cifose natural.

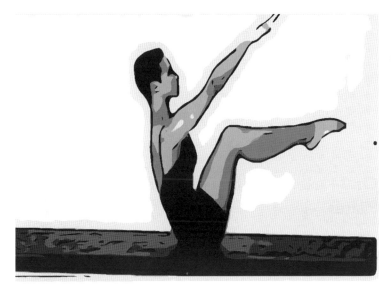

Figura 19.11 Cintura escapular estabilizada.

Nos casos de coluna dorsal retificada, trabalho todos os planos de seu movimento, incluindo extensão. Uma dorsal retificada é como uma vara; se quisermos que comece a reviver, temos que movimentá-la bastante. Normalmente, cometemos o erro de mover os ombros para a frente e flexionar a lombar, quando na realidade o que queremos é flexionar a dorsal. Para poder mover realmente a dorsal, devemos praticar afundando o esterno sem deixar que os ombros e a lombar se movimentem. Os retificados sentirão grande alívio se, além disso, combiná-los com exalação profunda.

A partir do conhecimento e reconhecimento desses pontos podemos começar a nos movimentar tentando tê-los sempre em nossa mente. Se levanto um membro superior tenho que ser consciente da minha respiração, solo pélvico ativo junto com o transverso. Baseando-se neste exemplo, o levantamento do membro superior terá a ativação correta do seu grupo muscular. Se além do membro superior também se alongar um inferior, haverá o comprometimento de mais grupos musculares, mais exigência física, mental, controle. Não passará ao próximo exercício se ainda não tiver esclarecido o primeiro, mas poderá fazer modificações para que entenda como executar o movimento corretamente.

Visto assim, fica esclarecido que chegar a um nível avançado é realmente muito complexo, já que sabemos que fazer o exercício mais básico de Pilates pode custar horas, dias e meses de treinamento.

Os 34 exercícios básicos de *Mat* de Joseph Pilates

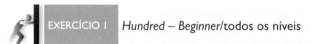

Para facilitar o exercício, flexionar os joelhos e apoiar os pés no solo.

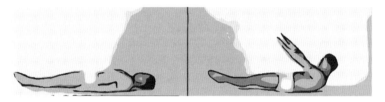

Figura 19.12 *Hundred.*

Joseph Pilates utilizava este exercício como aquecimento. O movimento continuado dos membros superiores nessa postura faz com que o coração bombeie com rapidez. Cem, esse será o número de bombeios que faremos com os membros superiores. Ademais, leva a uma respiração muito peculiar, que pode ajudar bastante as pessoas com problemas respiratórios. Inala cinco vezes e exala outras cinco. É um exercício exigente que combina a flexão de colunas dorsal e cervical com o trabalho concêntrico do reto abdominal, fortalece a cintura escapular, principalmente o serrátil maior, pelo movimento dos membros superiores.

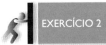

| EXERCÍCIO 2 | *Roll up o Half Roll Down* – Beginner/todos os níveis |

Para facilitar o exercício, flexionar os joelhos e apoiar os pés no solo.

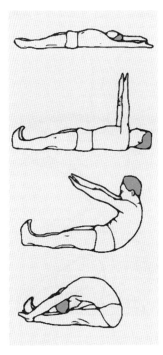

Figura 19.13 *Roll up o Half Roll Down.*

É um exercício de articulação da coluna e que exige grande esforço abdominal. Nos casos de coluna dorsal retificada, um exercício desse tipo seria idôneo para começar a flexibilizar essa parte que requer movimento. Ideal para o aluno que está começando (com adaptações) porque o ajuda a entender a ativação abdominal e para o mais experiente se transforma em desafio. Joseph Pilates dizia que esse exercício estava idealizado para fortalecer o abdômen e normalizar a coluna.

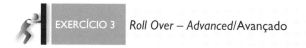

EXERCÍCIO 3 — Roll Over – Advanced/Avançado

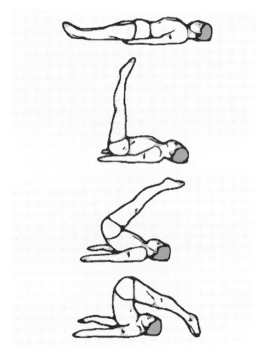

Figura 19.14 Sequência normal do exercício *Roll Over*.

É um exercício de articulação e fortalecimento da coluna vertebral que reforça e estabiliza a região abdominal, pélvica, os extensores das costas, glúteos, quadríceps, flexores do quadril e parte posterior das coxas.

Na técnica de Pilates, os exercícios têm relação uns com os outros e todos são preparatórios para os níveis seguintes e/ou posturas cotidianas. Se observarmos com calma, encontraremos muitas semelhanças e curiosidades. São duas flexões de tronco, duas formas de mobilizar e fortalecer a coluna e o abdômen, mas como mostra a figura 19.14, há aumento de dificuldade.

EXERCÍCIO 4 *One Leg Circle – Beginner/todos os níveis*

Para facilitar o exercício, flexionar o membro inferior que aparece alongado apoiando o pé no chão.

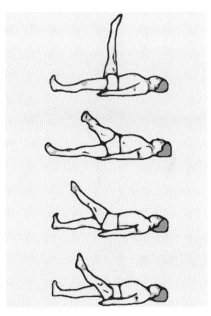

Figura 19.15 Sequência do *One Leg Circle*.

Incrementa a estabilidade pélvica enquanto as extremidades inferiores se movem. Fortalece os músculos dos membros inferiores e os do quadril, além de ajudar a aumentar sua mobilização. O exercício consiste em traçar círculos com o membro inferior alongado tentando manter a pelve mais estabilizada que puder.

Olhando a imagem, é um treinamento para os movimentos em pé, para o controle da caminhada, corrida ou até mesmo quando estamos parados no semáforo, por exemplo. Primeiro e segundo *Power House* estabilizados e extremidades inferiores fortalecendo e sem deixar que o peso caia com os calcanhares, pelo contrário, é como se pudéssemos flutuar. Assim é como devemos nos movimentar.

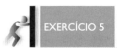

EXERCÍCIO 5 *Rolling Back/Rolling Like a Ball – Beginner/todos os níveis*

Para facilitar o exercício, colocar as mãos atrás das coxas.

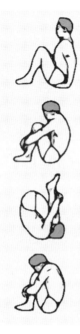

Figura 19.16 Sequência do *Rolling Back/Rolling Like a Ball*.

Exercício idealizado para aquecer, flexibilizar e massagear a coluna vertebral. Fortalece os principais músculos estabilizadores do abdômen, flexores do quadril, trabalha o diafragma e a musculatura da coluna. Incrementa a estabilidade escapular e melhora o equilíbrio. Seria a forma correta de nos levantar da cama ou chão. Quantas pessoas se lesionam ao se levantar da cama? Muitas. Assim como em um carro vamos mudando de marcha para aumentar a velocidade, e isso requer um processo, nosso corpo pede o mesmo. Primeiro dê a partida no motor e depois saia gradativamente. Em uma aula de Pilates, para passar de deitado a sentado, é necessário que seja dessa forma. Por isso nem tudo vale e tudo tem um motivo.

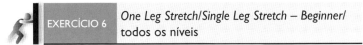

| EXERCÍCIO 6 | *One Leg Stretch/Single Leg Stretch* – Beginner/ todos os níveis |

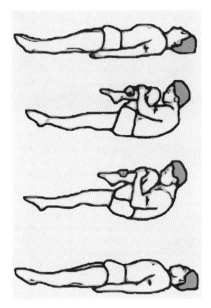

Figura 19.17 Sequência do *One Leg Strech*.

O objetivo será fortalecer os músculos estabilizadores do abdômen, os flexores do quadril. Além de estabilizar e fortalecer a cintura escapular, também aumenta a coordenação pelo controle da respiração. Para facilitar faça o exercício com as pernas a 90° no lugar de 45°.

Observar o movimento que treinamos em *Single Leg Stretch*. Atualmente não é trazido o membro inferior até o peito, ele fica em um ângulo de 90° alinhado com o quadril.

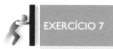

EXERCÍCIO 7 — *Double Leg Stretch – Beginner*/todos os níveis

Para facilitar o exercício, fazer com os membros inferiores a 90° no lugar de 45°.

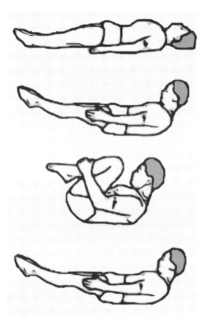

Figura 19.18 Sequência do *Double Leg Stretch*.

O foco desse exercício é fortalecer os principais estabilizadores abdominais enquanto se desloca o centro de gravidade do corpo. Trabalhar a coordenação do corpo por meio do controle de membros superiores e inferiores junto com a respiração. Os flexores do quadril, músculos dos membros superiores e peitorais também serão protagonistas nesse exercício.

O trabalho de membros inferiores que realizamos durante esse exercício poderíamos comparar quando pulamos, agachamos e levantamos.

EXERCÍCIO 8 — Spine Stretch Forward – Beginner/todos os níveis

Para facilitar o exercício, além de sentar em uma caixa, flexionar levemente os joelhos.

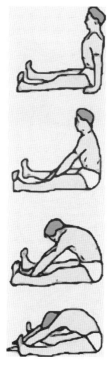

Figura 19.19 Sequência de *Spine Strech Forward*.

O foco desse exercício será o alongamento dos isquiotibiais e a coluna vertebral e o fortalecimento do abdômen.

Como vemos na imagem, a ideia do exercício é alongar a coluna com a posição em "C", por isso se recomenda colocar o aluno em cima de uma caixa no caso de ter os isquiotibiais bem curtos. É um exercício recomendável para as pessoas com retificação dorsal ou hiperlordóticos. Também ajuda a trabalhar e potencializar as respirações dorsal e costal.

CAPÍTULO 19

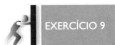

EXERCÍCIO 9 — Rocker With Open Legs/Open Leg Rocker – Intermediate/Intermediário

Para facilitar o exercício, flexionar os membros inferiores e colocar as mãos na altura dos gêmeos.

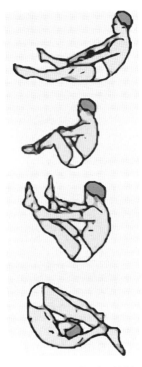

Figura 19.20 Sequência *Rocker With Open Legs*.

O objetivo é o trabalho abdominal, flexibilização da coluna, alongamento isquiotibial, estabilização pélvica e contribuição do equilíbrio.

Seria uma versão avançada de *Rolling Like a Ball*. Muito mais desafiante. Os membros inferiores separados, alongados e com as mãos nos tornozelos acrescentam-se mais dificuldade e desequilíbrio. Os estabilizadores terão de permanecer em alerta. Ideal para pessoas hiperlordóticas que costumam sofrer de encurtamento dos isquiotibiais. Os exercícios de Pilates que usam esse movimento oscilatório trabalham de forma efetiva nas limitações ou dificuldades respiratórias. O próprio movimento faz exalar de forma quase automática na subida.

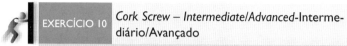

EXERCÍCIO 10 — Cork Screw – Intermediate/Advanced-Intermediário/Avançado

Para facilitar o exercício, não elevar a pelve.

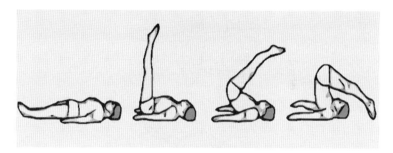

Figura 19.21 Sequência Cork Screw.

Com esse exercício potencializamos o trabalho abdominal, especialmente oblíquos, adutores e abdutores, flexores de quadril, extensores das costas e glúteos.

Como pode-se observar, da soma da dificuldade dos exercícios de intermédio obtemos os de avançado. Aqui vemos uma mistura de Roll Over com One Leg Circle agrupados e pelve elevada. Entram em ação muitos grupos musculares e vários planos de movimento.

EXERCÍCIO 11 Saw – Beginner/todos os níveis

Para facilitar o exercício, sentar em cima de uma caixa e dobrar os joelhos.

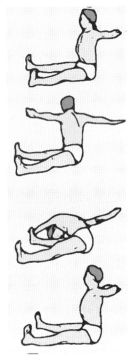

Figura 19.22 Sequência *Saw*.

O objetivo desse exercício é incrementar a rotação e a flexibilização da coluna vertebral. Alongar os isquiotibiais e a musculatura lateral. Estabilizar os flexores do quadril. Fortalecer oblíquos, musculatura abdominal em geral e rotadores da coluna.

Com esse exercício aprendemos a girar de forma segura, acrescentando espaço aos discos intervertebrais para que possam se mover e fortalecer, dessa forma, toda a musculatura que os protege. É um movimento que utilizamos milhares de vezes ao dia, mas não treinamos nunca. A capacidade de rotação vai perdendo-se com o tempo, e com Pilates podemos conservá-la e inclusive ampliá-la. É um exercício muito recomendado para jogadores de golfe, tenistas e qualquer outro esporte que tenha a rotação como um elemento básico.

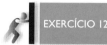

EXERCÍCIO 12 — Swan Dive/Swan Prep – Intermediate/Intermediário

Para facilitar o exercício, colocar uma almofada debaixo do abdômen e outra debaixo dos pés.

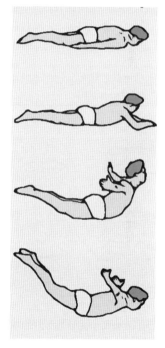

Figura 19.23 Sequência *Swan Dive*.

O objetivo do exercício é aumentar o tônus muscular, principalmente nos extensores das costas, abdominais e glúteos, além de flexibilizar a coluna vertebral com o movimento de extensão.

Esse é um exercício básico para poder fazer qualquer tipo de extensão. Exercício recomendável para hipercifóticos e retificados dorsais.

Há muitas pessoas que têm uma retificação dorsal que se compensa com hiperlodose lombar, nesse caso podemos trabalhar com os membros inferiores juntos e potencializar assim a extensão dorsal e anular a extensão lombar.

É a posição que utilizamos para nadar. É precisamente realizando esse esporte quando encontramos pessoas que sentem dor lombar depois de praticá-lo. Costuma ser porque não tem o abdômen ativo e a posição não é a correta. Nesses casos, podemos treinar com esse exercício. Dessa forma se fortalecerá o quadrado lombar e abdômen e melhoraria ou desapareceria a dor.

EXERCÍCIO 13 — One Leg Kick/Single Leg Kick – Intermediate/Intermediário

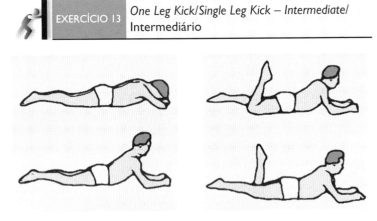

Figura 19.24 Sequência *One Leg Kick/Single Leg Kick*.

Com esse exercício obteremos a flexibilidade e o fortalecimento dos músculos extensores da dorsal, os glúteos, isquiotibiais, abdominais em excêntricos e o incremento da estabilidade escapular.

Ainda que nessa ocasião temos o apoio dos antebraços no solo, que ajuda a manter a extensão, esse exercício é a soma do exercício anterior, mais a flexão alternada dos membros inferiores para o glúteo.

Mais uma vez é comprovado que para fazer ou ensinar um exercício que resulte na perfeição do movimento é necessário praticarmos antes.

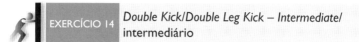

EXERCÍCIO 14 *Double Kick/Double Leg Kick – Intermediate/* intermediário

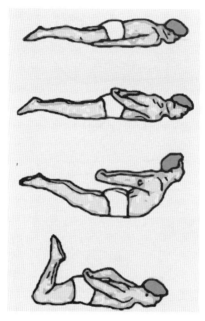

Figura 19.25 Sequência *Double Kick.*

Os músculos que serão fortalecidos em maior medida serão os mesmos que os do exercício anterior, só que somam os adutores, os membros superiores e o alongamento peitoral.

O trabalho de extensão seguirá, sendo o objetivo principal juntamente com o fortalecimento de glúteos ao estender o quadril e os isquiotibiais ao flexionar os joelhos. A pelve mantém-se em leve retroversão para não arquear a lombar e a cervical em leve extensão.

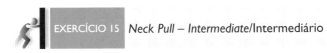

EXERCÍCIO 15 — Neck Pull – Intermediate/Intermediário

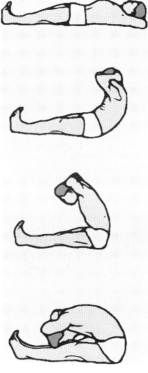

Figura 19.26 Sequência *Neck Pull*.

É um exercício muito interessante que combina diferentes posições da coluna, flexibilizando-a com a articulação. Nesse caso, vamos trabalhar a coluna em neutra e a retroversão. Os cotovelos abertos potenciando o trabalho de cintura escapular. A flexão dorsal ativando o reto abdominal em especial e o resto da musculatura dessa região, e a posição de tabela até atrás, que é bem desafiante para o aluno, ativará os multífidos.

EXERCÍCIO 16 Scissors – Beginner/todos os níveis

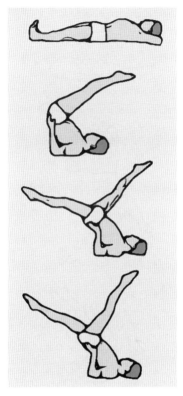

Figura 19.27 Sequência *Scissors*.

É um exercício que realizamos em todos os níveis com suas respectivas modificações. Cria consciência de dissociação da pelve com as extremidades inferiores. A musculatura abdominal e estabilizadora está presente durante todo o exercício. Nas imagens, aparece o nível avançado. Nesse caso, o glúteo também tem importante papel como extensor e estabilizador do quadril. Um exercício que permite tirar pressão das articulações da parte inferior do tronco.

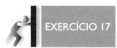

EXERCÍCIO 17 — *Biclycle – Advanced*/Avançado

Se tem a necessidade de facilitar esse exercício, é melhor que continue trabalhando o anterior até aperfeiçoá-lo.

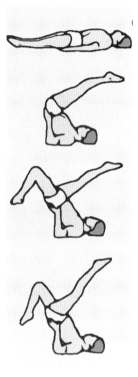

Figura 19.28 Sequência *Biclyce*.

O exercício se desenvolve igual ao anterior, porém, nesse caso, aumenta-se o nível de esforço, pois os joelhos se alongam e flexionam no movimento, isso provoca maior desequilíbrio, maior esforço. Pode ser um trabalho interessante para um hipercifótico, pois o apoio escapular no solo e a abertura peitoral que requer ajudam a melhorar essa região.

| **EXERCÍCIO 18** | Shoulder Bridge – Intermediate/Intermediário |

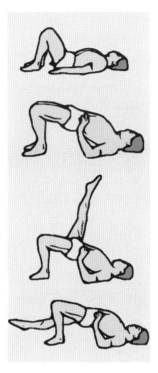

Figura 19.29 Sequência *Shoulder Bridge*.

Com esse exercício vamos conseguir fortalecer a cadeia posterior. Para poder manter a pelve elevada, os glúteos e os isquiotibiais devem estar ativos. O mesmo com os quadríceps, que trabalham em isometria para realizar a flexão do membro inferior e dos flexores pelvianos, para manter o membro inferior em 90°. Com essa postura de equilíbrio, é a base, e os estabilizadores em geral estarão ativos.

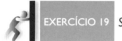

EXERCÍCIO 19 Spine Twist – Advanced/Avançado

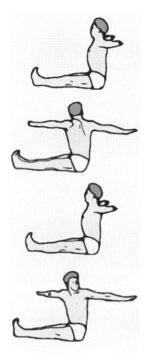

Figura 19.30 Sequência *Spine Twist*.

Nesse exercício de rotação encontramos algumas semelhanças com outro exercício anterior, *Saw*. Nos dois casos trabalhamos a rotação, porém neste os membros inferiores estão juntos, causando maior desequilíbrio e aumento de alongamento posterior nas extremidades inferiores. Os grupos musculares mais trabalhados serão os abdominais, dorsal maior, deltoides, quadrado lombar, adutores e glúteos.

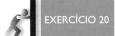

EXERCÍCIO 20 — Jack Knife – Intermediate/Intermediário

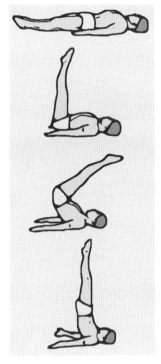

Figura 19.31 Sequência *Jack Knife*.

Os abdominais, tríceps, trapézio, músculos do ombro e glúteos serão os principais músculos que se beneficiarão desse exercício. O controle e a precisão não podem faltar para sua execução. A pelve se eleva sem o impulso dos membros inferiores e articulando. Na posição vertical, para que o peso não caia sobre a cervical, tem que manter o apoio sobre as escápulas e isso exige maior esforço abdominal. Ao baixar também o faremos articulando e com a pelve em leve retroversão como na subida.

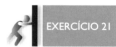

EXERCÍCIO 21 — Side Kicks – Intermediate/Intermediário

Para facilitar o exercício, deixar um dos membros superiores estendido no solo apoiando a cabeça sobre ele e o outro com o cotovelo flexionando e apoiando a palma no solo adiante do umbigo.

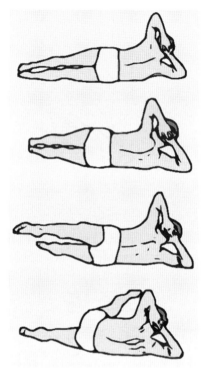

Figura 19.32 Sequência *Side Kicks*.

Abdômen, flexores de quadril, quadríceps, isquiotibiais e glúteos são os grupos musculares que foram idealizados para esse exercício. Incluem várias séries de movimentos, além da flexão e extensão do quadril.

| EXERCÍCIO 22 | *Teaser – Intermediate*/Intermediário |

Para facilitar o exercício, apoiar um pé no solo.

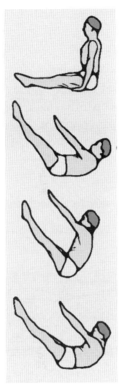

Figura 19.33 *Teaser*.

Um dos exercícios mais fotografados atualmente. Dizem que é um dos mais desafiantes. Se analisarmos a imagem vemos que o abdômen participa junto com os eretores espinhais na postura erguida. Pelo lado anterior das extremidades inferiores, flexores do quadril, quadríceps e adutores mantêm as pernas elevadas trabalhando em concêntrico, enquanto pelo lado posterior trabalham o excêntrico alongando. A pelve está em retroversão e a cintura escapular estabilizada.

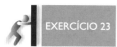

EXERCÍCIO 23 *Hip Circles* – Advanced/Avançado

Para facilitar o exercício, apoiar os antebraços no solo.

Os grupos musculares que potencialmente vamos trabalhar serão abdômen, flexores do quadril, abdutores, glúteos, peitorais e dorsal maior principalmente.

Esse exercício tem semelhanças com o *Cork Screw*, só que nesse caso o tronco está erguido. Temos menos base de apoio para desenvolvê-lo e isso o torna mais exigente fisicamente. Pode ser um exercício ideal para preparar o *Teaser*. Muito interessante para hipercifóticos, pois os ombros estão girados no esterno e o peito aberto.

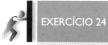

EXERCÍCIO 24 *Swimming* – *Intermediate*/Intermediário

Para facilitar o exercício, deixar um membro inferior apoiado e depois trocar pelo outro.

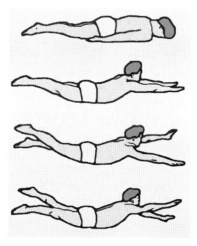

Figura 19.34 Sequência *Swimming*.

Em *Swimming* encontramos outro exercício de extensão que faz lembrar a *Swan Prep*, só que cada vez com mais elementos que dificultam sua execução. Nesse caso, o movimento de extremidades, tanto superiores como inferiores, faz com que, além de perder o equilíbrio, os pontos de apoio sejam reduzidos a púbis e costelas flutuantes, pois o abdômen tem que evitar tocar o chão. Extensores, abdominais, isquiotibiais, glúteos, quadrado lombar e paravertebral são os grupos musculares principais que se trabalham nesse exercício. Outro dos objetivos, devido ao trabalho de extensão da coluna desse exercício, é a flexibilização.

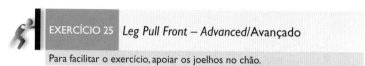

EXERCÍCIO 25 | Leg Pull Front – Advanced/Avançado

Para facilitar o exercício, apoiar os joelhos no chão.

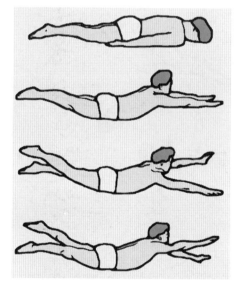

Figura 19.35 Sequência *Leg Pull Front*.

O trabalho de quatro apoios reporta diversos benefícios para tipos de alunos diferentes. Por exemplo, a quadrupedia em gestante dando os comandos verbais necessários pode ser um trabalho muito beneficente que acrescenta vários fatores em uma mesma posição, como trabalho abdominal não forçado, diminuição da curvatura lombar e tonificação da cintura escapular, entre outros. No caso de uma pessoa com o nível mais avançado, pode ser um grande desafio se indicamos que os pontos de apoio sejam apenas uma das mãos e o pé contrário, os estabilizadores entram em ação e corrigimos as possíveis compensações.

Os grupos musculares mais importantes nesse exercício são abdômen, peitoral, deltoides, bíceps, tríceps, serrátil anterior, dorsal maior, quadríceps e glúteos.

EXERCÍCIO 26 Leg Pull – Advanced/Avançado

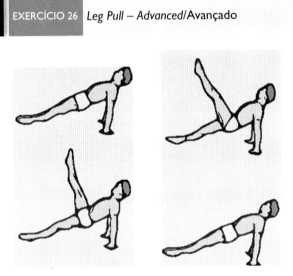

Figura 19.36 Sequência *Leg Pull*.

Nesse exercício, os glúteos trabalham para manter a pelve alta junto com os isquiotibiais, o dorsal maior suporta o tronco junto com os deltoides, peitoral e abdômen. A coluna dorsal está em leve extensão. E os flexores do quadril e quadríceps se encarregam de elevar o membro inferior a 90° (é uma variação do exercício).

> **EXERCÍCIO 27** *Side Kick Kneeling – Advanced/***Avançado**
>
> Para facilitar o exercício, alongar o membro superior de cima.

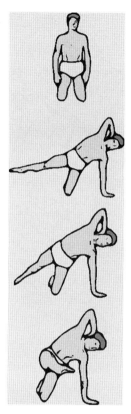

Figura 19.37 Sequência *Side Kick*.

Esse exercício é a evolução do *Side Kicks*. É mais complexo porque só existe o apoio da mão e do joelho. É comum que, ao fazer este exercício, inclinemos o tronco para a frente ou para trás. Tem de ser evitado. Como no nível intermédio, fazem-se diferentes séries de movimentos. Bom exercício para trabalhar o equilíbrio.

EXERCÍCIO 28 — Side Bend – Advanced/Avançado

Para começar a trabalhar com esse exercício, tem de aperfeiçoar o *Side Kick*.

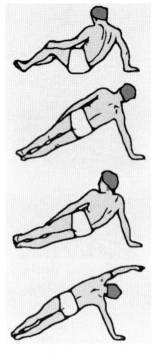

Figura 19.38 Sequência *Side Bend*.

Uma peculiaridade que há nos exercícios de equilíbrio é que o corpo se mantém em alerta. Os estabilizadores geralmente são ativados para manter a posição, enquanto o corpo se flexiona lateralmente e se mantém sobre o apoio de uma mão e de um pé. Adutores, abdutores, abdominais, deltoides, bíceps, tríceps, dorsal maior, glúteos e quadrado lombar são os grupos musculares mais ativados durante o exercício.

EXERCÍCIO 29 Boomerang – Advanced/Avançado

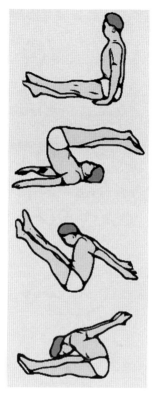

Figura 19.39 Sequência *Boomerang*.

Definir os grupos musculares nesse exercício assim como em todos do nível avançado é complicado, devido à complexidade em geral. Como observamos na figura, vamos conseguir flexibilizar a coluna, articular, ativar o reto abdominal, os adutores, alongar os ombros, trabalhar o equilíbrio e ativar os eretores vertebrais. É um exercício onde a fluidez predomina, enlaçando os movimentos. A respiração tem um papel muito importante, embora quase instintivo para seguir o ritmo.

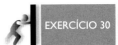

EXERCÍCIO 30 Seal – Intermediate/Intermediário

Para facilitar o exercício, voltar ao *Rolling Like a Ball*.

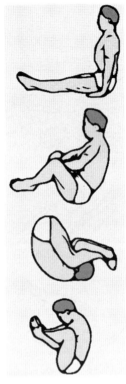

Figura 19.40 – Sequência *Seal*.

Seal seria a progressão de *Rolling Like a Ball*. Torna-se mais complexo da forma com que se posiciona as mãos, pois ao colocar os membros superiores por dentro dos inferiores eliminamos a ajuda que oferece ter as mãos por trás das coxas. Dizemos que estamos mais limitados. Conseguimos sentir principalmente na volta do exercício. O abdômen, os flexores do quadril e os glúteos são os mais ativados.

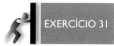# EXERCÍCIO 31 *Crab – Advanced/Avançado*

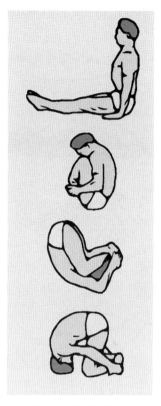

Figura 19.41 *Crab.*

Entre os exercícios de rodar o articular, esse seria o mais complexo. Uma vez que rodamos atrás, os membros inferiores se alongam alargando os isquiotibiais completamente e ao voltar o exercício termina rodando, mas para a frente, até apoiar a cabeça sem perder o controle para não se lesionar ao entrar em contato com o solo. Ao segurar os pés com os membros inferiores cruzados, imobiliza totalmente as extremidades, tanto inferiores como superiores. O abdômen fica obrigado a fazer o trabalho restante, dessa forma também podemos calcular qual é o esforço real abdominal ou o do aluno.

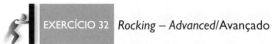
EXERCÍCIO 32 Rocking – *Advanced*/Avançado

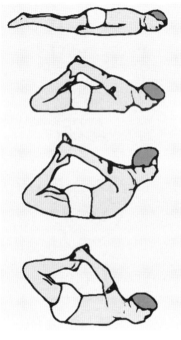

Figura 19.42 Sequência *Rocking*.

Nesse exercício aparece o trabalho de abdômen, como sempre, para proteger e segurar a coluna lombar. A posição dos membros superiores com as mãos segurando os tornozelos potencializa a abertura peitoral e o alongamento dos ombros, além dos quadríceps no caso das extremidades inferiores. Os glúteos e os isquiotibiais trabalham em concêntrico. O quadrado lombar e a musculatura extensora da coluna também se mantêm ativos. Para chegar a executar com precisão esse exercício, devemos treinar primeiro *Swan Prep* e *Double Leg Kick*.

| EXERCÍCIO 33 | *Control Balance – Advanced/*Avançado

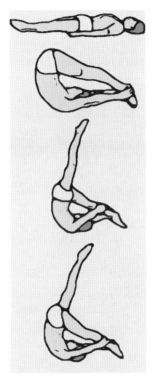

Figura 19.43 *Control Balance.*

A combinação de articulação e flexão dorsal é o resultado desse exercício. Para construí-lo podemos observar em outros que vimos anteriormente, *Boomerang* e *Open Leg Rocker*. Com esse exercício conseguimos flexibilizar a coluna, alongar os isquiotibiais e trabalhar os membros superiores. Para manter a flexão erguida do tronco, temos que procurar a ativação do abdômen e dos eretores da coluna. Os glúteos trabalham para conseguir a extensão do quadril, do membro inferior que se alonga e o flexor fará o mesmo com o membro inferior que flexiona.

Manter o equilíbrio é outro grande desafio que nos propõe esse movimento.

EXERCÍCIO 34 Push Up – Advanced/Avançado

Para facilitar o exercício, dobrar levemente os joelhos em pé e apoiá-los no solo quando fizer a tabela.

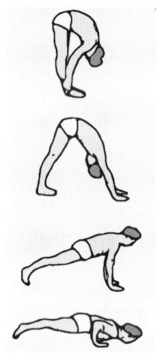

Figura 19.44 Sequência Push Up.

A tabela de exercícios que Joseph Pilates desenhou termina com este. Foi criado para finalizar a aula em pé. Embora se bem é certo que a ideia é que durante a execução do exercício o esforço muscular se reparte, a cintura escapular e extremidades superiores têm papel destacado. Além de fortalecer, vamos utilizá-lo para alongar tanto a coluna como os isquiotibiais.

A palavra "relaxa" e suas consequências

É pouco provável que uma pessoa que tende a sobrecarregar uma parte de seu corpo o relaxe, por isso acredito que a palavra "relaxar" em uma aula de Pilates não tem sentido, ou pelo menos não é o que fazemos normalmente. Dizemos "relaxa" quando na realidade queremos que não se tense uma zona muscular. O corpo pode relaxar quando não necessita se comprimir, estressar o músculo, e isso acontecerá quando seja suficientemente flexível, ágil, forte e preciso para aguentar seu próprio peso mais as cargas diárias físicas, mentais e emocionais. O relaxamento será consequência do trabalho bem feito. Uma vez que conseguimos isso, será desnecessário dizer ao aluno que se relaxe porque já não o estará fazendo, quero dizer que poderá estar relaxadamente ativo durante a aula.

Geralmente quando dizemos "relaxa", o que um aluno não treinado com o método da Contrologia entende é: deixe-se cair, deixe o corpo mole. Mas a técnica de Pilates é o contrário, é conectar, necessitamos aprender a mandar ordens novas. É necessário pensar que se sinto dores na cervical, no lugar de "relaxar", posso estabilizar a cintura escapular, pois é possível que a causa de dor cervical terrível seja a retificação dorsal (é só um exemplo). Quando começar a flexionar a coluna dorsal, a cervical melhorará, até então pode passar anos tentando "relaxar o pescoço".

Creio que é interessante saber sempre de onde parte o movimento por exemplo, elevar o membro superior sentindo a cintura escapular estabilizada, ou seja, elevá-lo sentindo a escápula alinhada com a coluna dorsal, desse modo evitamos a retificação e a hipercifose dorsal.

Seguindo o método da Contrologia de Pilates, há que fazer os exercícios corretamente como são e as repetições indicadas para cada exercício, do contrário causaria mais malefício que benefício. A ideia não é cansar os músculos e, se isso acontece, o resto do dia iremos compensando o corpo com má postura.

O professor e o planejamento de uma aula

Pilates também é disciplina. Os grupos de trabalho são reduzidos ou inclusive individuais, agrupados por níveis e/ou por limitações físicas. Para cumprir com os princípios básicos da técnica, controle, concentração, centralização, precisão, fluidez e respiração, todos os alunos devem estar fazendo exatamente o mesmo movimento na mesma máquina, ao mesmo tempo. É função do professor que isso se cumpra. Assim como os alunos, o professor também estará aplicando os princípios básicos durante a aula. O controle dos alunos será responsabilidade do professor, depende de nós a evolução deles. A concentração é básica para ter os exercícios claros na mente e poder transmiti-los com soltura.

No trabalho de controle, o professor sempre mantém uma atitude física ativa, todos os alunos devem sentir sua presença, a energia também sai do centro, o abdômen e o solo pélvico da pessoa que está dando a aula devem estar cem por cento. Por isso, depois de uma aula, embora o aluno não acredite, estamos bem esgotados. A precisão é indispensável, não vale dizer qualquer coisa, em uma aula as palavras têm muito peso. Pois não é o mesmo dizer "umbigo dentro" que "do solo pélvico ativa o transverso sentindo como a tua cintura fica cada vez mais fina", por exemplo. Sem fluidez a aula de 55 minutos se converte em uma de duas horas e meia, fica pesada e entediante. Tem de ser fluida como uma coreografia, independentemente do nível. O professor também respira, e muito, e às vezes se esquece e fadiga. Precisa respirar!

Para conseguir o maior rendimento do grupo, o aluno deveria saber antes de começar qual é seu *Power House* e como exercê-lo. Caso contrário, quando inicia a aula não entenderá nada do que estamos falando e se não está no grupo de seu nível pode sofrer alguma lesão ou ter muitos incômodos depois da aula. Se necessário, o profissional adaptará os exercícios para casos específicos sem perder a fluidez. A ideia é que durante a aula só se escute a respiração dos alunos e os comandos do professor, como soldados formando a ordem do general. Entre os exercícios faremos descansos ativos respeitando os princípios da técnica.

Acredito que um bom professor de Pilates consegue por meio dos comandos verbais que o aluno entre completamente no exercício. Uma aula que flui e precisa não é tarefa fácil, por isso o professor tem de ser disciplinado e observador. Interessa-me que saiba transmitir, independentemente de seu nível executor, já que todos temos limitações físicas. Se paramos para demonstrar um exercício, além de perder a fluidez da aula, não podemos corrigir os alunos. Estaremos com outro problema, o aluno vai imitar o que o professor executa, ou seja, pode imitar também a limitação do professor. Pessoalmente, quando um aluno não entende um exercício, procuro mil imagens para me apoiar e seguir viajando pelo corpo dele.

Essa é a forma de ensinar que aprendi e a que tento passar nas minhas formações.

Como surgiu Pilates aéreo

Creio que tudo o que é novo surge da necessidade de mudança, no meu caso foi em dois aspectos, tanto físico como emocional, assim começa a minha história.

Estava em um momento complicado da minha vida, um desses momentos em que está à beira de um precipício e enxerga a profundidade, nesses momentos em que sente que já não há nenhum lugar onde se esconder, já não pode sair correndo, só enxerga o precipício, a solução é lutar contra a caída ou aceitar a voar sem saber onde te levará. Durante uma temporada, lutei incansavelmente, lutei até esgotar toda a minha energia e por fim soltei e me deixei voar. Comecei, e durante o voo minhas ideias voavam comigo e parecia que tudo começava a tomar forma. Retomei minha querida profissão como professora de Pilates e naquele momento não podia imaginar até onde me levaria esse maravilhoso e acertado voo.

A técnica de Pilates me havia ajudado a recuperar fisicamente de algumas lesões que me limitavam bastante e, dessa forma, era mais fácil entrar no corpo e na mente dos meus alunos, pois podia entender o quanto é irritante em todos os níveis sentir dor.

Comecei a me sentir a melhor professora através dos ensinamentos dos meus alunos, cada dia eles tinham algo novo para mim e observá-los era um verdadeiro prazer, algo que se multiplicou quando comecei minha fase de dar treinamento para profissionais.

Desde o início praticamente via que em muitos casos o conteúdo dos livros não coincidia com o que relatavam os meus alunos e isso me fez repensar muito, como, por exemplo, que só o teu aluno pode saber o que sente e que quando não coincide com o que põe em um livro é necessário escutar e viajar com esse aluno sem medo de onde leve você, sem complexos por não ter uma resposta para tudo, só com o objetivo de curar e curar da forma que essa pessoa necessita.

Um dia uma amiga me disse: "– Vane, eu vi algo que me remeteu a você, é como um *Columpio* (balanço), não sei, creio que é para ioga, mas as pessoas se penduram. – Penduram-se? Eu perguntei, – isso eu tenho que ver". E assim foi, conheci o que agora é a minha principal ferramenta de trabalho e através da ioga, com postura de ioga. Em algum momento vi algo a que chamavam Pilates, mas nunca o que eu entendia por Pilates pensei que seria o meu novo caminho.

Quis saber mais e descobri que a ideia de balanço saiu do mestre Yoga Iyengar, um aparelho rudimentar que no princípio consistia em uma vara de bambu e duas cordas, ele ademais utilizava umas mantas como colchão para proteger o corpo do duro material.

Houve algo que na prática me chamou a atenção poderosamente e foi o fato de ver como o balanço me ajudou a desenvolver um mesmo exercício em detrimento ou em aumento, ou seja, que podia desenvolver uma técnica para todos os públicos, entendendo como tal pessoas com limitações físicas ou mentais. As limitações físicas são conhecidas, mas quando falo das limitações mentais não me refiro explicitamente a alunos deficientes

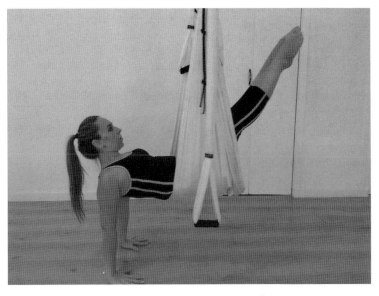

Figura 19.45 Vanessa Romo no atual *Columpio*.

mentais, mas sim a alunos deficientes emocionais, pessoas com falta de confiança. Ao longo desses anos vi como muitos alunos superavam emocionalmente barreiras que acreditavam que eram físicas. Posso colocar o exemplo de uma aluna que tinha pânico de ficar de cabeça para baixo e que desde o princípio disse que isso ela não iria fazer, ao mesmo tempo olhava os outros alunos e percebia a luta mental que estava mantendo consigo mesma. Há uma frase que adoro que diz que "Amar é respeitar o limite" e eu o fiz. Quando estava preparada me disse: "– Vanessa, quero tentar". Seu corpo todo tremia, pedi que confiasse em mim, e sobretudo nela mesma. Marquei o exercício e lá estava ela de cabeça para baixo se liberando da limitação emocional que ela mesma havia criado. Quando saiu do exercício, chorou, abraçou-me e disse que havia entendido muitas coisas em relação aos seus limites.

Creio que os alunos com limitações emocionais são os mais difíceis de tratar e em nossa profissão abundam, já que toda patologia que diz respeito aos músculos do esqueleto leva implícita a falta de autoestima da própria pessoa.

Se formos aos extremos também podemos citar o caso de alunos avançados, ou seja, pessoas que exigem muito de si mesmas. Isso, por um lado, é uma vantagem para nós, já que nos deixará trabalhar a esquecida sutileza do movimento, podendo assim "limpar" os exercícios. As desvantagens é que as encontraremos no plano emocional, que as afetará em outros sentidos, mas creio que esse assunto é melhor deixar para outro momento. Como exemplo posso citar uma aluna que sempre pensou que tinha um nível alto e chegou a comentar que sempre achava as aulas de Pilates tradicionais chatas porque já não sentia o esforço que sentia no princípio. Bem, coloquei-me a trabalhar com ela, pendurou-se no balanço para fazer um exercício que visualmente parece uma abertura dos membros inferiores para estirar adutores. Quando chegou à postura, começamos a trabalhar a sutileza do movimento, orientei-a com comandos verbais a viajar ao interior do seu corpo, ela começou a sentir como sua musculatura protegia seus ossos, como as articulações reagiam ante as contrações musculares e voltou a sentir o que havia perdido pelo caminho, repito, a sutileza do movimento, em entender e vivenciar que a técnica que Pilates inventou é aprofundar no teu corpo de tal forma que tudo esteja conectado. Ao terminar o exercício, agradeceu-me por recordar o que era Pilates, ela o sabia, só que o havia perdido pelo caminho buscando uma bonita postura.

Pilates Aéreo dá como resultados posturas bonitas e faz com que os corpos se vejam mais esbeltos, alargados e poderosos, mas o que realmente me interessa é o que está sentindo meu aluno e se a execução do exercício está sendo "limpa" e efetiva para sua limitação.

O estúdio que tenho em minha casa foi testemunha das horas, dias, meses de frustração, estresse, cansaço e as alegrias que

tive ao juntar os conhecimentos de diferentes técnicas e exercícios que havia conhecido para "parir" o meu manual de Pilates aéreo por Vanessa Romo. Tudo o que entendo como movimento e as posições que me parecem mais ricas nos aspectos físico e mental estão agrupados no meu curso. A mensagem não era para fazer posições muito difíceis, mas sim para fazê-las bem, tirar o melhor proveito de cada uma delas, entendendo o porquê, tal e como Joseph Pilates transmitiu através de seus livros etc.

Na minha formação, há posturas clássicas de ioga, Pilates e balé, mas, com todas as correções de Pilates, foi o tipo de Pilates que aprendi, em que mesmo o menor movimento tem uma explicação, onde corpo e mente são um conjunto e, depois, tornam-se um estilo de vida.

Para uma técnica nova e colorida, necessitava começar em um lugar com mentalidade parecida ao meu projeto e pensamos no Brasil, já que Antônio (meu marido) é brasileiro, mas vive há muitos anos na Espanha. Não falava uma palavra em português, mas magicamente as pessoas me compreenderam, ou pelo menos deixaram o curso com outra visão, o que me fez reafirmar mais sobre o que estava fazendo. Não demorou muito e comecei a receber e-mails dizendo que a formação tinha mudado sua maneira de trabalhar com Pilates tradicional.

Tinha alcançado meu objetivo, o do aluno entrar em contato consigo e o professor também.

Pouco a pouco fui compreendendo e falando o idioma, apesar de que meus alunos dizem que fazem dois cursos comigo, o de Pilates Aéreo e outro de espanhol.

A acolhida por parte de fisioterapeutas, educadores físicos, médicos, bailarinos profissionais etc. foi tão bem-sucedida que minha técnica moveu não somente a eles, mas também a minha família, e decidimos mudar uma temporada para o Brasil.

Nesses três anos, aconteceram mais coisas do que os dez anteriores e ainda continuam acontecendo.

Lembro do dia em que o Antônio me disse sobre uma revista, muito conhecida no Brasil, que estava interessada em fazer uma entrevista comigo. Foi um pouco surreal primeiro ver Antônio emocionado me explicando como a revista era importante no Brasil e então, quando já estava sozinha, ter a sensação de me deixar voar e confiar em Deus que me havia levado até ali.

Embora não acredite em certezas e sim em que cada um tem algo com que contribuir, eu me sentia feliz com o que estava acontecendo.

Não creio que minha técnica é infalível, ou é a melhor, acredito que cada aluno tem seu mestre correspondente e os alunos que chegam a mim são os que necessitam escutar minha mensagem, assim como eu sigo aqueles que têm algo a me dizer, algo que inconscientemente me pertence, que reconheço e me faz vibrar.

Nos meus cursos tento conectar com meus alunos e quando consigo tudo flui de forma inexplicável, confesso que às vezes contenho as lágrimas, me emociono quando vejo as pessoas tendo a vontade de aprender, assim como quando estou no papel de aluna, como se minha vida dependesse do que estou aprendendo.

Tive a grande sorte de contar com muitos alunos que abriram suas mentes e respeitaram minha visão. Entendo que, para muitos deles treinados em Pilates clássicos, lutam para que não se desvirtue a técnica, inicialmente podia ser difícil, inscreviam-se ao meu curso com a suspeita de que poderiam acabar com muitos anos de trabalho. Quando terminam o curso alguns deixam a vergonha de lado e comentam muitas vezes que nunca imaginaram que o curso consiste em outra abordagem, pensam que fariam outras posições sob o nome de Pilates, ou agradecem pelo desejo que sentem em continuar dando aulas e de voltar a amar suas profissões de forma doce e sutil.

Esses e muitíssimos outros depoimentos dos meus queridos alunos se repetem na minha mente antes de começar cada curso de formação, dando-me forças e inspiração.

A técnica

Para começar, contarei que os movimentos do *Columpio* são limpos. Poderíamos dizer que é muito difícil "enganar" o *Columpio*, pois *ele é a criança dedo-duro da classe, no momento em que você sai do seu* centro ele te delata. Por isso eu gosto de utilizá-lo não só para aéreo puro e duro, mas também para polir os exercícios de Pilates tradicionais. Às vezes o aluno não sabe como enviar a ordem para o cérebro para executar um movimento e meu aparelho não tem nenhuma piedade nesse sentido, é a máquina da verdade.

Minha técnica compartilha e respeita os princípios básicos, dados por Joseph Pilates. Eles serão os que nos darão o equilíbrio necessário para começar o caminho para o encontro com nós mesmos:

- Controle.
- Concentração.
- Centralização.
- Precisão.
- Fluidez.
- Respiração.

Se pulamos um desses princípios, não estamos fazendo Pilates.

- Controle

Para controlar é estar presente, viver, gerenciar o movimento, saber onde começa, para onde se dirige e quando sai do seu controle.

- Concentração

Sem concentração não há ação eficaz. Concentre sua mente e funda-se a seu corpo, com a maior perda de concentração, a perda de equilíbrio, força e resistência também serão maiores.

- Centralização

O trabalho é a partir do centro para as extremidades, seu refúgio, sua casa de poder (casa de força) será desde onde tem forças. Obtenha forças para realizar a ação, será o que te manterá ereto e estável, será a origem de todo o movimento.

Precisão

A precisão é fazer o exercício sem que nenhum dos outros cinco pontos falhe. É preciso quando está concentrado, com a força centralizada, controlando o movimento, fluindo naturalmente e respirando para ajudar o desenvolvimento dos músculos.

- Fluência

Viva o exercício como se fosse uma dança, como efeito dominó, é uma espiral de energia que cada vez tem mais força e não deixe que te pare.

Alguns dos meus exercícios são estáticos, mas ainda assim mantenho a fluidez, pois o professor de Pilates nunca deixará de dar comandos verbais que moverá muito o interior do aluno, sem fluidez só há estagnação.

- Respiração

Seu oxigênio ajuda os músculos também a respirarem, alongarem e se fortalecerem. A respiração ajuda o exercício ser mais fácil ou mais complexo, dependendo das suas necessidades específicas. A respiração será fundamental para uma aula de Pilates.

Assim escrito parece simples, mas, quando começamos o movimento, o conceito muda.

Meu método consiste em uma série de exercícios que variam de acordo com as necessidades de cada aluno. Os exercícios começam com o aluno deitado, depois sentado e finalmente em pé, como nos ensinou Joseph Pilates. Isso se deve ao momento em que acordamos e estamos deitados e o que fazemos a seguir é finalmente nos colocarmos em pé. E como nosso trabalho é reeducar a postura do aluno, temos que fazê-lo desde suas posturas habituais.

Em Pilates Aéreo também trabalho com posturas invertidas, devido aos grandes benefícios. Com o aluno suspenso consigo trabalhar, por exemplo, a rotação, diminuindo significativamente o risco de lesões em casos de patologias, comparado com que o aluno o fizesse sentado, pois o peso da gravidade faz com que a coluna vertebral se descomprima.

Se meu aluno tem hérnia lombar, que o incomoda em rotação, creio que minha responsabilidade é ensiná-lo a girar e não substituir o movimento. Recordemos a famosa frase de Joseph Pilates: "o movimento cura". Ademais, entendo que essa pessoa na sua vida cotidiana faz rotações e outros tipos de movimentos contraindicados para seu tipo de lesão, porém inevitáveis no seu dia a dia, o mais útil que posso fazer é que aprenda a se mover de forma segura com exercícios pensados e adaptados. Em um caso assim, a posição invertida baixará os níveis de tensão lombar que sua lesão possa produzir.

São muitos os benefícios que descobri ao longo desses anos com o *Columpio*, mas se tivesse que destacar um seria o assoalho pélvico, tão importante, especialmente para mulheres com problemas urinários. O assoalho pélvico de qualquer um suporta o peso visceral, mas o assoalho pélvico feminino é um pouco mais complexo e tem outros elementos extras. O assoalho pélvico feminino possui a abertura vaginal que o torna mais frágil do que o dos homens e, além disso, durante a gravidez sofre uma carga extra elevadíssima que depois do parto recomendo ser reestruturada. Pessoalmente, nestes últimos meses vivi alguns desajustes no assoalho pélvico devido à minha segunda gravidez, e, embora no começo foi difícil, foi muito útil para entender ainda mais aquelas mulheres que sofrem durante anos. Na minha gravidez anterior, tentei parto normal, mas não foi possível, e minha filha Sofia veio ao mundo por cesariana, recuperei-me normalmente. Agora com o Arturo, meu segundo filho, consegui ter parto normal. Foram muitas horas de dilatação e meu assoalho pélvico desta vez sofreu bastante.

Ao ficar em pé pela primeira vez, todas as alunas com quem tinha trabalhado por perda de urina vieram à minha mente. Era impossível controlar minha bexiga, não tinha nenhuma sensação muscular. Não sentia quando a bexiga estava cheia e tampouco podia esvaziá-la completamente porque ele não tinha nenhuma força muscular. Foi muito frustrante. Passavam os dias e parecia que não melhorava, comecei a pensar no que ensinava não servia para nada e talvez minhas alunas tinham se sentido como eu naquele momento, uma enorme impotência. Entendi perfeitamente o quanto pode te condicionar algo assim, deixar de ter sua vida normal, sempre com medo de não poder controlar, é um verdadeiro horror!

Tinha certeza de que isso tinha que melhorar e, portanto, não deixei de trabalhar o assoalho pélvico e pendurar-me no balanço. Quando ficava de cabeça para baixo no balanço parecia que algo se encaixava de novo dentro de mim e podia perceber o pouquíssimo tônus muscular no períneo. Confesso que às vezes perdia a esperança. Mas pouco a pouco fui melhorando, cada vez mais podia controlar melhor a urina, até que me recuperei completamente. Meu filho nasceu há quatro meses, e embora eu esteja ainda em fase de pós-parto, em geral, posso dizer que tenho uma vida completamente normal. Agora sei por experiência própria que é possível se recuperar, só temos que nos dar a oportunidade.

Como em qualquer outro caso de sobrecarga, o que nos alivia é diminuí-la e com minha técnica o fazemos de duas maneiras: fortalecimento dos músculos responsáveis e tirando a pressão usando posturas invertidas. É muito fácil de identificar o trabalho do assoalho pélvico quando você está de cabeça para baixo e a melhora é mais notável em poucas classes.

O *Columpio* dá a oportunidade de trabalhar todos os planos de movimento e podemos usá-lo como um elemento de tração ou como um ponto fixo.

Qualquer pessoa pode praticar Pilates Aéreo?

A resposta seria Pilates Aéreo sim, posições invertidas não.

Sempre temos que considerar que é responsabilidade do aluno saber o próprio estado de saúde com exames médicos e informar ao professor e da mesma forma o professor deverá fazer as perguntas pertinentes antes de começar uma aula de Pilates Aéreo, independentemente de que o aluno faça posições invertidas ou não.

Também faremos uma análise visual do nosso aluno. Gosto de ver como eles se movem, porque acho que é diferente a maneira que eles podem se ver da visão que pode ter um profissional. Preciso ver como o aluno se senta, como articula, como ativa ou não seus músculos e isso tenho que ver em movimento e se é um novo movimento para ele, muito melhor. Uma vez coletada toda a informação sobre o estado de saúde de nosso aluno, avaliaremos quais serão os exercícios que melhor convenham e nunca praticam os exercícios invertidos e o médico contraindica.

O foco de todos os exercícios será alongar, fortalecer, flexibilizar e curar as partes afetadas ou desestruturadas e se o conseguimos com um sorriso melhor para todos.

Saúde e emoção

Como terapeuta emocional gostaria de poder contribuir com algo mais, já que minha técnica tem muito disso. Em geral, os profissionais do movimento, fisioterapeutas etc., não somos conscientes de quanto nossos alunos se ajudam a si mesmos por meio das nossas diretrizes. E agora que tenho a oportunidade, gostaria de dar um toque sobre o assunto.

No final todos somos emoção, mas a vivemos ou a reconhecemos de formas diferentes. O normal é que a dor que vem da alma não lhe damos importância, mas é como um menino pequeno que gostaria de cuidado e não irá parar de chorar até que alguém vá ver o que acontece. Quando uma emoção é deixada de lado pode produzir uma doença, lesão ou qualquer desconforto.

Temos que ver o que nos impede e o que é que nos impõe a doença e conforme a resposta fazer algo a respeito. Tomemos como exemplo uma lesão no tornozelo, que nos impede de andar e nos obriga a parar. Poderíamos nos perguntar para onde estou andando, e por que não queremos seguir fazendo.

As contraturas são por causa dos movimentos contrários a que não queremos fazer. Pode ser como uma pessoa que tem que pegar uma bolsa do chão, mas na realidade ela não quer fazer. Ou abrir uma porta por onde não quer sair. Estar em uma postura no seu trabalho que não gosta, mas o que não gosta de fazer? Convido a vocês que pare um momento para se sentir e descobrirá coisas incríveis. Passamos a vida projetando tudo fora para não sentir. Alguém alguma vez disse que ter sentimentos não é bom porque dói. Alguém alguma vez quando éramos pequenos contou que não deveríamos chorar porque perdemos nosso brinquedo preferido, e teríamos que ser valentes. E é isso que continuamos fazendo, bloqueamos a emoção com a razão e deixamos de sentir. Para evitar o que consideramos sofrimento, racionalizamos tudo e buscamos solução, mas fazemos com a mente e não com o coração.

O que teria acontecido se tivéssemos sentido e chorado a perda desse brinquedo tranquilamente? E se alguém tivesse nomeado isso o que sentimos? Provavelmente hoje conheceríamos melhor nossas emoções sem julgá-las.

Quando somos adultos, nos responsabilizarmos pelo que sentimos se torna muito duro e preferimos que a culpa seja de outro e na realidade não existe culpa, e sim experiências de vida.

Vendo desse ponto de vista, o corpo físico seria uma maneira de projetar para fora de nós e é isso que me preenche no Pilates Aéreo e no Tradicional. É um exercício que trata de buscar desde dentro, do profundo da musculatura que nunca sentimos.

Faz sermos conscientes de que respiramos e que temos agilidades naturais.

Conclusão

É curioso para mim olhar para trás e ver como meu curso foi tomando a forma como o Brasil quis. É verdade que não tinha nada bem planejado porque não sabia com que iria me deparar. Comecei a escutar nas primeiras formações o que os alunos tinham necessidade de aprender e foi uma surpresa. Chegavam com a esperança de se pendurarem no balanço e saiam querendo saber mais sobre os princípios básicos do Pilates. Falavam entre eles e descobriam que a cada um deles havia sido ensinado os princípios básicos de forma diferente. O mesmo acontecia com os comandos verbais ou como estruturar uma aula. Por isso nas minhas formações começo do zero, com um repasso dos princípios básicos para que todos estejam em igualdade de condições.

Muitas vezes me pediam que desse minha opinião publicamente em relação aos cursos de Pilates no Brasil e, quando via as carinhas de decepção que expressavam, alguns alunos, ao descobrir que o dinheiro que investiram nos seus cursos não serviram para muito, fico triste. Não creio que meu papel seja esse e que gerar conflitos não é a solução. Pode ser que seja a melhor opção para os que nos dedicamos a formação, escutar e respeitar as pessoas que nos pagam e confiam em nós para que possamos transmitir os conhecimentos com generosidade. Considero que no Brasil existem maravilhosos profissionais, gente com muita vontade de ensinar. E são esses que devem aproximar-se, ainda que às vezes seja um pouco mais caro e estejam mais longe. Mas afinal é uma inversão para vocês.

A vocês pode parecer contraditório que eu fale e desfrute de Pilates Clássico quando dou formação de Pilates Aéreo. Para mim é simples, considero que tudo cabe e acrescenta quando se faz na base do respeito. Estou muito agradecida à técnica de Pilates por tudo que me enriqueceu durante estes anos e em nenhum momento pretendi que Aéreo fosse substituto do Tradicional. Simplesmente me ajuda a poder ensinar como executar melhor os exercícios tradicionais e contribui na parte das posições invertidas que, a meu ver, são muito interessantes e eficazes.

- Como vocês podem ver, há muitas formas de entendimento. Com estas páginas, quis aproximá-los do meu. Pode ser que não concordem. Hoje há muitas formações diferentes e a cada dia as técnicas evoluem mais, demonstradas por meio de mais estudos. Mas creio que também há algo muito importante que devemos nos basear, que são as nossas experiências. Como evoluem nossos alunos, no caso se nos dedicamos a isso. Ou como evoluímos nós mesmos. Como comentei anteriormente, não somos únicos. O que digo pode não funcionar com você, pode ser que não seja sua linha de trabalho. Embora se este livro chegou às suas mãos, é porque tem algo novo para aprender ou reafirmar o que já sabia.

Não quero terminar sem agradecer a todos meus alunos do Brasil pelo carinho e respeito com que sempre me recebem. Gostaria também de mencionar especialmente a Janaína Cintas. Nada é por acaso, e Janaína esteve por muito tempo, um ano para ser exato, em quase todos os meus cursos, lá estava seu nome como participante, mas por circunstâncias da vida nunca aparecia. Seu nome era mencionado e não podia imaginar que essa aluna fantasma se converteria em uma companheira de escrituras. E a todas as pessoas que confiaram e confiam em mim porque graças a vocês os meus sonhos continuam. Especialmente aos meus filhos Sofia e Arturo, como meu amor Antônio.

Conclusão

Em vista dos argumentos apresentados, pudemos olhar o corpo sob uma nova óptica, primeiro discutimos a anatomia tentando simplificá-la para elucidar as propostas que discutiríamos adiante, e observarmos novos estudos biomecânicos que nos trouxeram muitas mudanças de paradigmas para só então elucidar a evolução das cadeias musculares. Na descrição das cadeias somos levados a acreditar que, se precisássemos categorizar os métodos apresentados, poderíamos dizer que todos possuem suas indicações e que nenhum é absoluto, melhor que o outro. Equiparam-se dentro de sua verdade, e se bem aplicados podemos atingir bons resultados se estiverem *linkadas* as indicações precisas de uma boa avaliação. É imprescindível que todos se conscientizem de que nem todas as respostas foram encontradas pela ciência, e de suma importância da continuidade de nossos estudos, em busca da verdade corporal.

Referências

Bertherat T. O corpo tem suas razões: antiginástica e consciência de si. 21ª ed. São Paulo: Editora WMF Martins Fontes; 2010.

Bézièrs MM. A coordenação motora: aspecto mecânico da organização psicomotora do homem. 3ª ed. São Paulo: Summus; 1992.

Binfait M. Os desequilíbrios estáticos: fisiologia, patologia e tratamento fisioterápico. São Paulo: Summus; 1995.

Blandaim CG. Anatomia para o movimento: introdução à análise das técnicas corporais. 4ª ed. Barueri, SP: Manole; 2010.

Bø K, Lilleas F, Talseth T, Hedland H. Dynamic MRI of the pelvic floor muscles in an upright sitting position. Neurourol Urodynam. 2001;20:167-74.

Bump R, Hurt G, Fantl J, Wyman J. Assessment of Kegel pelvic muscle exercise performance after brief verbal instruction. Am J Obstet Gynecol. 1991;165:322-9.

Busquet L. As cadeias musculares – membros inferiores. Vol 4. Belo Horizonte; 2001.

Busquet L. As cadeias musculares – tronco, coluna cervical e membros superiores. Vol 1. Belo Horizonte, 2001.

Busque, L. As cadeias musculares – lordoses, cifoses, escolioses e deformações torácicas. Belo Horizonte; 2001.

Busquet-Vanderheyden M. As cadeias fisiológicas: a cadeia visceral: abdômen/pelve – descrição e tratamento. Vol 1. 2ª ed. Barueri, SP: Manole; 2009.

Busquet-Vanderheyden M. As cadeias fisiológicas: a cadeia visceral – tórax, garganta, boca. Vol VII. Barueri, SP: Manole; 2009.

Costa PHLD, Moreira RFC, Foltran FA, Selistre LFA, Santos KLS, Castro KL, et al. Revisão de literatura. A biomecânica e a produção do conhecimento em fisioterapia: levantamento baseado nos anais do congresso brasileiro de biomecânica. Fisioter Pesq. 2012;19(4):381-7.

Ferreira M, Santos P. Artigos de revisão. Princípios da fisiologia do exercício no treino dos músculos do pavimento pélvico. Acta Urológica. 2009;3:31-8.

Godelieve DS. Cadeias musculares e articulares: o método GDS. São Paulo: Summus; 1995.

Kapandji IA. Fisiologia articular: esquemas comentados de mecânica humana. Vol 3. 6ª ed. São Paulo: Guanabara Koogan; 2009.

Korelo RIG, Kosiba CR, Grecco L, Matos RA. Influência do fortalecimento abdominal na função perineal, associado ou não à orientação de contração do assoalho pélvico, em nulíparas. Fisioter Mov. 2011;24(1):75-85.

Lederman E. O mito da estabilização do tronco. 2010.

Nagib ABL, Guirro ECO, Palauro VP, Guirro RRJ. Avaliação da sinergia da musculatura abdomino-pélvica em nulíparas com eletromiografia e biofeedback perineal. Bras Ginecol Obstet. 2005;27(4):210-5.

Oliveira VC, Bicalho LI, Soares TB, Dornellas RS. Estabilidade articular da coluna vertebral: teorias contemporâneas e novos paradigmas. Fisioterapia Brasil. 2009;10(4).

Parkkinem A, Karjalainen E, Vartiainem M, Penttinen J. Physiotherapy for female stress urinary incontinence: individual therapy at outpatient clinic versus home-based pelvic floor training: a 5-year follow-up study. Neurol Urodynam. 2004;23:643-8.

Piazza BL, Chassot AI. Human anatomy course that causes na evasion and exclusion: when the main evest is not confirm. Ciência em Movimento. Ano XIV, nº 28, 2011/2012.

Sampselle CM, Messer KL, Seng JS, Raghunathan TE, Hines SH, Diokno AC. Learning outcomes of a group behavioural modification program to prevent urinary incontinence. Int Urogynecol J. 2005;16:441-6.

Souchard PE. O diafragma. São Paulo: Summus; 1989.

Uchôa SMM. Sinergia muscular abdomino-pélvica em mulheres continentes nuligestas e primíparas: um estudo comparativo. Recife: O Autor; 2011.

Referência das Figuras

Kapandji IA. Fisiologia articular: esquemas comentados de mecânica humana. Vol 3. 6ª ed. São Paulo: Guanabara Koogan, 2009.

Kapandji IA. Fisiologia articular: esquemas comentados de mecânica humana. Vol 3. 6ª ed. São Paulo: Guanabara Koogan; 2009.

Busquet, L. As cadeias musculares – tronco, coluna cervical e membros superiores. Vol 1. Belo Horizonte; 2001.

Souchard PE. O diafragma. São Paulo: Summus; 1989.

Blandaime CG. Anatomia para o movimento. Vol 2. Barueri, SP: Manole; 2010.

Blandaime CG. Anatomia para o movimento. Vol 1. Barueri, SP: Manole; 2010.

Busquet L. As cadeias musculares – membros inferiores. Vol 4. Belo Horizonte; 2001.

Godelieve DS. Cadeias musculares e articulares: o método GDS. São Paulo: Summus; 1995.

Bézièrs MM. A coordenação motora: aspecto mecânico da organização psicomotora do homem. 3ª ed. São Paulo: Summus; 1992.

UFPR-CESEC. Materiais elastoplásticos. Estudo de caso – análise elastoplástica de uma viga contínua.

Pilates JH. Sua saúde e retorno a vida através da Contrologia. 1945.